DAS *ANDERS* GEHÖRT ZU MIR

Veronique Kouchev

DAS *ANDERS* GEHÖRT ZU MIR

MEIN LEBEN MIT ASPERGER-AUTISMUS

Eden BOOKS

Hinweis: In diesem Buch werden Vorfälle physischer und psychischer Gewalt – vor allem in Verbindung mit Mobbing – geschildert.

Inhaltsverzeichnis

Vorwort: *Anders*

Schon als ich klein war, wurde ich als sonderbar wahrgenommen. Meine Geschichte beginnt da, wo das Wort »Anders« mein unsichtbarer Lebensbegleiter wurde – zum Zeitpunkt meiner Geburt. *Anders* hielt sich meist im Hintergrund versteckt und kam nur in den unpassendsten Momenten zum Vorschein. Andere Menschen konnten es nicht sehen, sie konnten es aber sehr wohl wahrnehmen. Da *Anders* jedoch keine Gestalt hat, dachten sie einfach, ich sei *Anders*.

Die meisten Menschen in meinem Umfeld verstanden mich nicht. Es ist klar, dass Menschen Angst vor etwas Unbekanntem haben, sie fürchten sich vor Dingen, die ihnen sonderbar erscheinen. Bei Kindern kommt das sogar noch öfter vor als bei Erwachsenen. Und auch ich merkte ja, dass da etwas Unkontrollierbares in mir drinsteckte. Dennoch konnte ich nicht begreifen, wieso die anderen Menschen mich deswegen so komisch fanden. Die Anwesenheit von *Anders* war für mich irgendwann ganz normal. Es war eben mein Leben mitsamt all den Hürden, die ich überwinden musste.

Mit 17 bekam ich dann die Diagnose: Asperger-Autismus.* Endlich hatte ich einen Namen für *Anders*. Von da an änderte sich vieles: Ich lernte, wie ich besser mit *Anders* umgehen und in schwierigen Situationen die Kontrolle behalten konnte. Ich

---

* Mir ist bewusst, dass die Bezeichnung »Asperger-Autismus« mittlerweile aus verschiedenen Gründen und zurecht als überholt gilt und durch den Begriff »Autismus-Spektrum-Störung« abgelöst wurde. Aber Asperger-Autismus ist eben genau jene Diagnose, die mir damals gestellt wurde, weshalb ich sie weiterhin als Selbstbezeichnung im Alltag als auch in diesem Buch verwende.

fand Freund*innen und baute mir ein »normales« Leben auf. Wobei – was ist denn schon »normal«? Verschwunden ist *Anders* trotzdem nicht, es ist auch heute noch mein ständiger Begleiter. Aus genau diesem Grund habe ich auch dieses Buch geschrieben. Ich möchte einen Einblick in mein Leben mit *Anders* geben – vor und nach der Diagnose. Für andere Betroffene, aber auch für all diejenigen, die mehr über die Lebensrealität von Personen mit dem Asperger-Syndrom erfahren wollen. Ich möchte die Menschen aufklären, und ich möchte zeigen, dass es gar nicht so schlimm ist, *Anders* zu sein – sondern dass es manchmal einfach mehr Toleranz von der Umwelt braucht. Denn irgendwo sind wir doch alle *Anders* – oder?

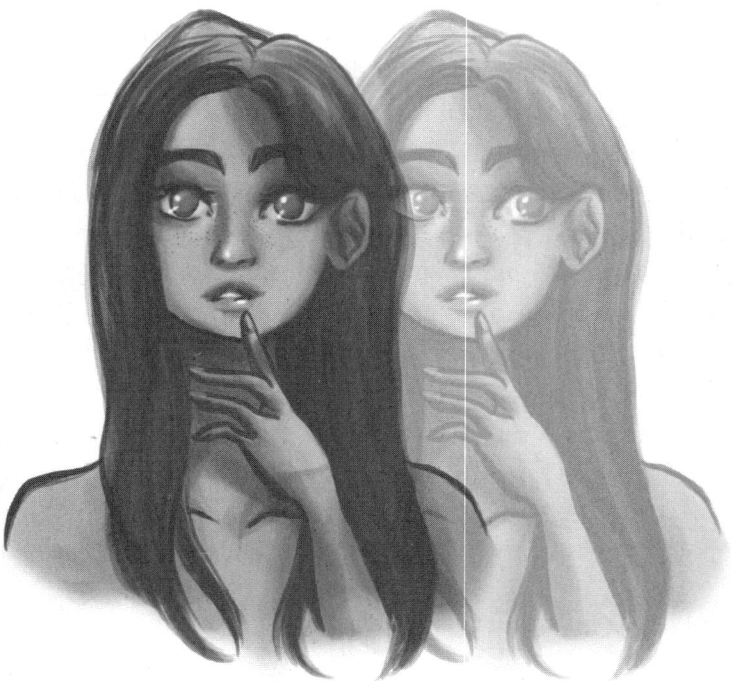

Ausbruch

Ich hatte in meinem Leben schon früh das Gefühl, immer wieder neu anfangen zu müssen. Sei es durch einen Schulwechsel oder einen Umzug oder nur mit dem Beginn eines neuen Schuljahres. Einerseits fühlte es sich gut an, immer wieder neu zu beginnen – diese Frische, die das Ganze mit sich brachte, dieses leere und reine Gefühl, das immer ganz am Anfang stand. Ich ging positiv an die Dinge heran und versuchte, das Beste aus ihnen zu machen, ohne zu wissen, ob es sich lohnen würde oder nicht. Mit dieser Einstellung nähere ich mich auch heute noch allem Neuen in meinem Leben. Meistens zu schnell, und oft begreife ich dabei gar nicht, worum es bei diesem Neuanfang überhaupt geht. Das ist der Moment, in dem *Anders* hervorkommt. Es gibt den Ton an und bestimmt, wie ich mich in neuen Situationen verhalte. Es taucht auf, ohne dass ich es bemerke, und dass es da war, wird mir oft erst klar, wenn alles schon vorbei ist. In ganz seltenen Fällen erwische ich *Anders* im Hier und Jetzt, ich ertappe es dabei, wie es sich in mein Leben einmischt. Manchmal kann ich die Situation dann kontrollieren und selbst wieder das Steuer übernehmen, das habe ich mittlerweile gelernt. Heute schaffe ich das öfter als früher. Denn früher, da war mir das alles noch gar nicht bewusst, und ich hatte noch nicht die nötigen Strategien gelernt und die Erfahrungen gesammelt, die mir mittlerweile dabei helfen, viele solcher Momente erfolgreich zu entschärfen.

Auch an jenem neuen Schultag hatte ich keine Ahnung, was eigentlich mit mir los war. Ich war gerade neun Jahre alt, saß im Klassenzimmer an meinem Tisch und um mich herum war alles voller lärmender Schüler*innen. Am liebsten wäre ich woanders gewesen, ich hätte diesen ganzen Krach und das ganze Chaos gern gemieden. Doch das ging nicht. Also saß ich einfach da. Saß meine Zeit ab, bis ich zurück nach Hause konnte, in mein Zimmer. *Anders* hielt mir die Ohren zu, damit ich die anderen Schüler*innen nicht mehr hören musste. Plötzlich wirkte der Klassenraum ganz ruhig und leer auf mich. Da waren nur ich und die alten Tische und Stühle. Ohne mir dessen bewusst zu sein, war ich in solchen Momenten froh, dass *Anders* da war und mir half, das alles zu ertragen.

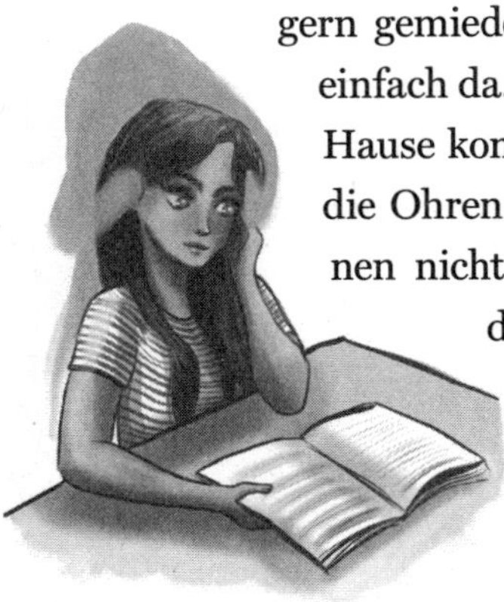

Erst als Herr Reuter, mein Klassenlehrer, das Zimmer betrat, ließ *Anders* von meinen Ohren ab. Ich brauchte seine Hilfe nun nicht mehr, denn die Dinge nahmen wie gewohnt ihren Lauf. Der Unterricht machte mir Spaß, ganz besonders, wenn ich die Antworten auf Herrn Reuters Fragen wusste. »Wer kann mir sagen, was Ebbe und Flut sind und wie sie sich voneinander unterscheiden?«, wollte der Lehrer nun wissen. Ein Glücksgefühl erfasste mich. So als ob in diesem Moment Weihnachten wäre. Blitzschnell hob ich meine Hand. Ich wollte, dass Herr Reuter mich sah. Dass er bemerkte, wie ehrgeizig ich war und wie viel Spaß mir sein Unterricht machte. In mir herrschte richtiger Nervenkitzel, während ich darauf wartete, drangenommen zu werden. Dann kam er endlich – der Moment, auf den ich so gehofft hatte. Herr Reuter schaute in meine Richtung. »Veronique, du weißt die Antwort?«

Und dann, plötzlich, wie aus dem Nichts ... war sie weg. Ich hatte die Antwort einfach vergessen. Meine Gefühle wendeten sich um 180 Grad. »Ähm ... also, Ebbe und Flut ...«, stotterte ich. Aber da war nichts. »Ich ... ich wusste es eben noch!«, rief ich verwirrt. Wie hatte ich die Antwort einfach vergessen können? Ich war mir sicher, dass ich sie gerade noch gewusst hatte. Aber wo war sie hin? Ich verstand mich selbst nicht.

Herr Reuter runzelte die Stirn. »Bitte melde dich nicht immer, wenn du die Antwort nicht weißt«, seufzte er. Lautes Gelächter, durchsetzt von genervtem Stöhnen, schallte durchs Klassenzimmer. Und da, da war sie! Plötzlich wusste ich die Antwort wieder. Aber mittlerweile war sie unbrauchbar geworden.

Heute weiß ich, dass *Anders* mir damals die Antwort gestohlen hat. Das kam nicht selten vor. Die Lehrer*innen dachten in solchen Momenten immer, dass ich sie veralbern wollte, doch das stimmte nicht. Aber wie hätte ich mich rechtfertigen können? »Herr Reuter, ich habe die Antwort gerade noch gewusst, aber *Anders* hat sie mir für einen kurzen Moment geklaut.« Das klingt doch albern. Außerdem hatte ich früher ja noch gar keine Ahnung, wer *Anders* überhaupt war und was es von mir wollte. Wenn so etwas passierte, glaubte ich einfach, ich sei dumm.

Auch an diesem Tag war es mir wieder unendlich peinlich, vor so vielen Menschen bloßgestellt zu werden. Ich hatte mich zwar mittlerweile schon ein wenig daran gewöhnt, doch trotzdem nagte es an meinem Selbstwertgefühl. Ich versuchte, mich so klein wie möglich zu machen, versank geradezu in meinem Tisch. Diese komischen Blockaden in meinem Kopf – woher kamen sie, und was hatten sie zu bedeuten?

Herr Reuter machte seinen Unterricht weiter, und ich merkte, wie mich einige der anderen Schüler*innen genervt anstarrten. Oft stellte sich *Anders* in solchen Situationen vor mich und verdeckte mir die Sicht, sodass ich nicht sah, wie mich die Blicke aus allen Richtungen des Klassenraums durchbohrten. In den meisten Fällen merkte ich deshalb gar nicht, wenn ich etwas falsch gemacht hatte oder jemand genervt von mir war. Ich sah die anderen ja nicht mehr. Manchmal aber schaffte ich es, durch *Anders* hindurchzuschauen, und wurde mir der komischen Blicke meiner Mitschüler*innen bewusst. Wie zum Beispiel jetzt. *Anders* hatte einen Moment lang nicht aufgepasst, und schon konnte ich deutlich sehen, wie die anderen Schüler*innen mich anstarrten. Aber was hatte das zu bedeuten? Denn selbst wenn ich die Gesichtsausdrücke der anderen wahrnahm – verstehen konnte ich sie trotzdem nicht.

Auch in diesem Moment hatte ich keine Ahnung, was eigentlich vor sich ging. Wieso guckten die anderen Schüler*innen mich alle an? Hatte ich was im Gesicht? Sah ich hässlich aus? Oder hatte ich ihnen etwas getan? Solche Fragen schossen mir in Augenblicken wie diesem durch den Kopf – Fragen, die meist unbeantwortet blieben. Ich hatte keine Ahnung, wie ich mich in einer solchen Situation verhalten sollte. Sollte ich die anderen anlächeln, um sie zu beschwichtigen? Oder sollte ich mit dem gleichen Gesichtsausdruck zurückschauen? Fast jeden Schultag zerbrach ich mir über solche Dinge den Kopf. Ich konnte die anderen ja auch nicht einfach fragen, was ihr Problem war, denn ich durfte im Unterricht nicht einfach so sprechen. Und wenn ich es doch mal tat, half es mir auch nicht weiter, denn dann bezeichneten meine Mitschüler*innen mich als dumm und schauten noch genervter als vorher. Meine Strategie war also, einfach weiter dem Unterricht zu folgen, während *Anders* mir Rückendeckung gab.

In zwei Minuten würde es zur großen Pause klingeln. Eigentlich sollte ich froh darüber sein, denn der Umgebungswechsel tat mir im Normalfall gut. Ich konnte die drückende Atmosphäre im Klassenzimmer eh kaum mehr ertragen. Doch so wirklich wollte sich heute keine Freude einstellen. Denn Pause bedeutete auch, dass keine Lehrkraft mehr da sein würde und ich eine halbe Stunde mit den anderen Schüler*innen meiner Klasse und dem Rest der Schule draußen auf dem Schulhof verbringen müsste, wo es kaum Fluchtmöglichkeiten gab. Der einzige Rückzugsort war das Mädchenklo, das ich im Normalfall allerdings mied, weil es dort so unheimlich stank und auch sonst eher unhygienisch war.

Mir blieb also nichts übrig, als mich unauffällig nach draußen zu schleichen, um den anderen Schüler*innen ja nicht in die Quere zu kommen. Konfrontationen waren trotzdem an der Tagesordnung. Obwohl die Lehrer*innen das wussten, erlaubten sie mir nicht, die Pause im Schulgebäude zu verbringen. Sie verstanden nicht, wie sehr ich unter der Situation litt, und es kam mir auch nicht so vor, als ob sie versuchten, sich in meine Lage hineinzuversetzen. Mir blieb also nichts anderes übrig, als mich draußen meinen Mitschüler*innen zu stellen.

Auf dem Schulhof stand ich mit dem Rücken an meinen Lieblingsbaum gelehnt – mein gewohnter Platz, wo ich jede Pause verbrachte. Allein, im Schatten des Baumes. Mich an seinen Stamm zu lehnen, gab mir ein wenig Sicherheit, denn es bedeutete, dass mich niemand von hinten angreifen konnte. Vom Rand des Schulhofs aus konnte ich außerdem alles überblicken, was die anderen Schüler*innen taten. Ich beobachtete die vielen Cliquen, die sich innerhalb von Minuten zusammengefunden hatten. Kleine und größere Gruppen, die entweder heimlich in der Ecke rauchten, Witze machten oder über Beauty und Mädchenkram redeten. Ein paar Schüler*innen spielten Fußball. So viele verschiedene Gruppen! Doch außer mir stand niemand ganz allein herum. Immer war mindestens noch eine andere Person da. Unglücklich machte es mich allerdings nicht, dass ich hier ganz allein stand, denn immerhin konnte es so keinen Stress mit den anderen Schüler*innen geben. Ich war sicher vor den Lästereien der anderen, insbesondere der Mädchen, die aus Langeweile Mitschülerinnen als hässlich bezeichneten oder sie bewerteten, obwohl sie sie nicht mal kannten. Zu solchen Leuten hielt ich großen Abstand.

Wirklich in Sicherheit war ich allerdings nie, auch wenn es mir für kurze Momente so vorkam. Doch ich wusste, dass meine Mitschüler*innen jederzeit auf mich zugehen und mir irgendeinen Mist um die Ohren werfen konnten. Leider war das schon viel zu oft vorgekommen. *Anders* befand sich deswegen ständig in Abwehrhaltung. Sobald die anderen Schüler*innen mir zu nahekamen, sendete es mir ein Warnsignal. »Achtung, eine Bedrohung!« So hatte ich immer das Gefühl, dass die Menschen um mich herum mir etwas tun wollten. Das Schlimme daran war, dass ich irgendwann nicht mehr unterscheiden konnte, wann jemand mit guten und wann jemand mit schlechten Absichten auf mich zukam. Es half auch nicht, dass manchmal Leute mit einem Lächeln auf dem Gesicht in meine Richtung kamen, nur um es dann auszunutzen, wenn meine Schutzmauern bröckelten. Das war so oft vorgekommen, dass *Anders* irgendwann selbst bei einem milden Lächeln Alarm schlug – selbst die kleinsten Witze wurden dann von mir missverstanden, und Konflikte waren vorprogrammiert.

Heute hatte ich es jedoch irgendwie geschafft, allen Konfrontationen auszuweichen. Die Pause war vorbei, und ich saß wieder an meinem Tisch im Klassenraum. Es war die letzte Schulstunde an diesem Tag, und ich starrte seit zehn Minuten ungeduldig auf die große Uhr, die rechts oben neben der Tafel hing. Oft klappte Herr Reuter während der Schulstunden die Tafel auf, damit die Uhr nicht mehr zu sehen war und wir uns besser auf den Unterricht konzentrieren konnten. Doch heute hatte er es noch nicht getan, und der Anblick der langsam kreisenden Zeiger machte mich immer nervöser. Ich konnte es nicht erwarten, endlich nach Hause zu kommen.

»So, wir schlagen jetzt im Buch Kapitel 5 auf Seite 45 auf und lesen den Text«, kündigte Herr Reuter an. »Anschließend bearbeitet ihr die drei Übungen darunter. Den Rest macht ihr zu Hause.«

Den Inhalt der Stunde hatte ich mir bereits zwei Tage zuvor zu Hause erarbeitet, und somit langweilte ich mich gewaltig. Hier zu sitzen, war für mich vergeudete Zeit. Manchmal fühlte es sich sogar wie eine Strafe an. Alles in mir war angespannt, während *Anders* wie gewohnt Ausschau hielt, ob mir jemand etwas Böses wollte.

Herr Reuter raschelte in seinen Unterlagen. »Ich habe ein paar Arbeitsblätter für eure Hausaufgaben vergessen«, sagte er. »Ich bin gleich wieder da.«

Oh nein! Nicht jetzt, dachte ich. Er konnte mich doch nicht ernsthaft hier mit den anderen Schüler*innen alleinlassen! Doch ehe ich mich versah, war er aus dem Klassenraum verschwunden und hatte die Tür hinter sich geschlossen.

Es dauerte nicht lang, und im Klassenzimmer brach ein regelrechter Aufruhr aus. Schreiende Schüler*innen, die sich darüber freuten, dass ihr Lehrer weg war. Sofort schlug *Anders* Alarm und versetzte mich in eine Art Schockstarre. Es war einfach zu laut! Die Schüler*innen unterhielten sich mit kreischenden Stimmen, rund um mich herum plärrte es und mehr als alles andere hatte mich *Anders* mit seinem abrupten Alarm erschreckt. In diesem Moment konnte ich nichts anderes tun, als mir mit beiden Händen die Ohren zuzuhalten. Trotzdem konnte ich hören, wie einige meiner Mitschüler*innen anfingen, mich auszulachen. Sie machten sich darüber lustig, wie ich dasaß und versuchte, mich zu verstecken, so als ob ich in großer Gefahr wäre. Diesmal half mir *Anders* nicht, es weigerte sich, den Lärm zu ersticken, der von außen auf mich einprasselte. Immer fester drückte ich die Hände auf meine Ohren. Die anderen Schüler*innen fanden das lustig, sie versammelten sich um meinen Tisch, schrien auf mich ein und redeten alle durcheinander. Ich verstand nur Bruchteile von dem, was sie sagten. »Was ist denn mit der los?«, »Opfer« und ein paar andere Gesprächsfetzen drangen an meine Ohren. Im Hintergrund piepten Handys, ein paar Mädchen sangen, andere erzählten Geschichten, und wieder andere polterten mit den Tischen und Stühlen umher. Und dann noch das Ticken der Uhr!

So viele laute Geräusche. So viele Dinge, die meine Sinne überforderten. Es war die totale Reizüberflutung. Ich wusste nicht, wo ich zuerst hinschauen oder was ich tun sollte. Ich wollte einfach nur meine Ruhe, aber meine Mitschüler*innen standen dicht um mich gedrängt und dachten gar nicht daran, mich allein zu lassen. Aus lauter Verzweiflung schrie ich laut auf. Ein schriller Schrei, der die anderen Schüler*innen dazu brachte, kurz vor mir zurückzuweichen. Für einen Moment herrschte Stille, bevor die anderen wieder anfingen, mich zu umkreisen. Sie hatten gemerkt, dass sie mich damit aus der Fassung bringen konnten. Für sie war es wie ein Spiel, und sie lachten laut. Ich fing an zu weinen und schrie erneut auf.

Es dauerte einige Minuten, bis ich meine Schockstarre überwunden hatte und nicht mehr wie gelähmt war. Als meine Gliedmaßen mir wieder gehorchten, versuchte ich, dem Menschenhaufen um mich herum zu entkommen. Doch als ich aufstand und mich durch die dichten Reihen meiner Mitschüler*innen ins Freie schlängeln wollte, griffen sie nach mir und zwangen mich zurück in ihre Mitte. *Anders* bombardierte mich unentwegt mit Alarmsignalen, die mich so überforderten, dass ich mir nicht anders zu helfen wusste, als wild um mich zu schlagen. Schließlich schaffte ich es, mich zu befreien, und rannte weinend aus dem Klassenzimmer. Wie war ich nur in diese Situation geraten? Wieso hatte *Anders* mich im Stich gelassen und mir nicht die Ohren zugehalten, so wie sonst, wenn es mal wieder zu laut wurde? Und warum hatten die Schüler*innen sich so verhalten? Oder war ich es, die etwas falsch gemacht hatte? Egal wie sehr ich mir den Kopf zerbrach – ich verstand nicht, was hier falsch gelaufen war.

Angst

Ich ließ *Anders* im Klassenraum zurück und rannte, so schnell ich konnte, auf die Mädchentoilette. Meine Arme hielt ich über mein Gesicht, sodass man mich nicht erkannte. Weg hier, bloß weg hier, war alles, was ich dachte, während ich immer weiterrannte. Zum Glück war das Mädchenklo zur Unterrichtszeit meistens völlig leer. So würde niemand mitbekommen, wie ich aussah und wie es mir ging.

Als ich ankam, schloss ich mich sofort in einer Kabine ein. Ein paar Minuten lang wartete ich und lauschte, ob mir jemand gefolgt war. Doch es blieb totenstill. In diesem Augenblick störte mich auch der Geruch auf der Toilette nicht, der manchmal so unerträglich war, dass ich mich beinahe übergeben musste. Ich nahm etwas Toilettenpapier und wischte mir damit die Tränen weg, die bis zu meinem Kinn herunterrannen. Meine Augen pochten schmerzhaft, und ich sah alles verschwommen. Mit dem Weinen aufzuhören, war fast unmöglich. Manchmal bahnten sich sogar kleine Schreie den Weg aus meiner Kehle, und ich wusste mir nicht anders zu helfen, als mir selbst in die Hand zu beißen. Ich wollte einfach nur, dass es aufhörte. Ich hasste es zu weinen. Ich hasste es zu schreien. Und ich hasste es wegzulaufen. Ich fühlte mich so hilflos. Warum konnte ich mich nicht einfach mal zusammenreißen und nicht weinen, nicht schreien, mich nicht so überfordert von allem fühlen? Ich war in diesem Moment nicht sauer auf die Schüler*innen, die mich geärgert hatten, ich war sauer auf mich selbst. Ich hätte besser reagieren können. Ich hätte die Nerven behalten können, doch dann war genau das Gegenteil passiert – wieder mal.

Dieser Moment auf dem Mädchenklo fühlte sich wie eine Ewigkeit an. Ich versuchte, mich zu sammeln, meine Gefühle in mich hineinzufressen, aber es ging einfach nicht. Wie immer presste *Anders* all den Schmerz und Kummer aus mir heraus, genauso wie es das in schönen Momenten mit positiven Emotionen wie Freude tat. Nur selten schaffte ich es, meine Gefühle zu verbergen und in einer Situation so zu reagieren, wie ich es wollte.

Als ich mich gefühlte Stunden später endlich etwas beruhigt hatte und die Tränen getrocknet waren, öffnete ich vorsichtig die Tür der Kabine. Ich schaute mich um, um mich zu versichern, dass wirklich niemand anderes da war. Dann schaute ich in den Spiegel über dem Waschbecken. Ich sah meine geröteten Augen und mein zerzaustes Haar, das nass von meinen Tränen war. Ein furchtbarer Anblick. So konnte ich doch nicht zurück ins Klassenzimmer! Die werden mich doch nur noch mehr auslachen. Bei dem Gedanken an das Gelächter meiner Mitschüler*innen fing ich fast wieder an zu weinen.

Ich hatte Angst. Angst vor Demütigung. Angst vor erneutem Stress. Angst davor, von meinem Lehrer zu hören, wie unverschämt es sei, den Klassenraum zu verlassen, ohne vorher zu fragen. Angst davor, mich falsch zu verhalten. Ich hatte vor so vielem Angst. Ich weiß heute, dass das normal ist. Dass jeder Mensch Ängste hat. Manche Menschen mehr, manche weniger. All diese Ängste unterscheiden sich voneinander, und manche sind so tief verankert, dass es schwer ist, sich davon zu lösen. Manche Menschen haben so große Angst, dass die Angst komplett ihren Alltag beherrscht. Dabei fürchten sie sich oft vor Dingen, die noch gar nicht passiert sind und eventuell auch niemals passieren werden. Die Angst beeinträchtigt nicht nur sie selbst, sondern auch ihr Umfeld. Alle leiden darunter. Ich kannte dieses Gefühl gut, schon von klein auf. In Momenten wie jenem auf der Mädchentoilette fühlte ich mich komplett von meiner Angst gesteuert. Ich war wie gelähmt und wusste nicht, was ich tun sollte. Doch ich konnte ja nicht den ganzen Tag hier verbringen, und die Schule war eh in zehn Minuten vorbei. Schließlich entschloss ich mich, all meinen Mut zu sammeln und eine Minute vor Schulschluss zurück ins Klassenzimmer zu gehen, mir meine Schultasche zu schnappen und dann so schnell wie möglich aus der Schule zu rennen. Bevor ich jedoch meinen Plan in die Tat umsetzen konnte, öffnete sich die Tür zum Mädchenklo. Herr Reuter kam herein.

»Komm, Veronique, wir gehen zurück ins Klassenzimmer und reden dann mit den anderen darüber.« Er atmete laut aus. Ich sah ihm ins Gesicht, konnte aber seinen Blick nicht lesen. Was wollte er von mir?

Stockend antwortete ich: »Bitte lassen Sie mich einfach in Ruhe.« Dann wendete ich meinen Blick ab, um ihm zu zeigen, dass ich das Gesagte auch tatsächlich so meinte.

Er seufzte erneut. »Okay. Meld dich bitte nach dem Unterricht bei mir. Du kannst erst mal hierbleiben und dich etwas ausruhen.«

Seine Antwort überraschte mich. Sofort fühlte ich eine Welle der Erleichterung über mich schwappen. Trotzdem blieb da dieses komische Gefühl: Ich hatte etwas falsch gemacht – schon wieder. Doch immerhin hatte ich mich diesmal zusammenreißen können und hatte nicht wieder angefangen zu weinen. Das war schon mal ein Fortschritt, und nachdem Herr Reuter verschwunden war, überlegte ich, wie ich ihm die Situation gleich in Ruhe erklären könnte.

Voller Optimismus ging ich nach dem Klingeln der Schulglocke ins Klassenzimmer zurück. Herr Reuter saß noch an seinem Pult und sortierte seine Unterlagen. Er winkte mich zu sich heran und sagte mit ruhiger Stimme: »So, jetzt erzähl mal, Veronique.«

Ich wollte gerade ganz sachlich davon berichten, was passiert war, als es mir die Sprache verschlug. *Anders*, das im Klassenzimmer auf mich gewartet hatte, nahm mir erneut meine sorgfältig zurechtgelegten Worte aus dem Mund. Da war nichts mehr. Kein einziges Wort brachte ich heraus. »Ah ... ich ... k...« Wieder fing ich an zu weinen und schaffte es nur, einzelne Satzbruchstücke hervorzupressen, die durch die Tränen viel zu schrill klangen. So als ob ich das Sprechen verlernt hätte. Dann ging plötzlich nichts mehr – wie gelähmt stand ich da.

Herr Reuter schaute mich verwirrt an. Er schien nicht so recht zu wissen, was er tun sollte. »Okay, Veronique. Wenn du dich gerade nicht in der Lage dazu fühlst, darüber zu sprechen, dann geh ruhig erst mal nach Hause. Wir können morgen darüber reden.«

Aber ich wollte doch jetzt darüber reden! Ich wollte Herrn Reuter unbedingt erklären, was passiert war. Wieso kriegte ich denn genau jetzt so eine dumme Blockade? Wieso konnte ich nicht einfach sagen, was mir auf dem Herzen lag? Wieso nur? Egal wie sehr ich mich in solchen Momenten auch anstrengte, ich schaffte es einfach nicht, die Blockaden zu durchbrechen – *Anders* ließ es mich nicht schaffen. In diesem Augenblick verstand ich gar nichts mehr. Es waren nicht mal mehr die Schüler*innen oder die Gesamtsituation, wegen denen ich weinte, sondern einfach der Fakt, dass ich es nicht schaffte, die Blockaden in meinem Kopf zu durchbrechen.

Langsam ging ich zu meinem Tisch, dabei bemerkte ich meine ausgekippte Schultasche auf dem Boden. Es sah fast so aus wie eine Art Kunstwerk. Meine Bücher lagen zerknickt über meiner Brotdose. Dazwischen meine ausgeleerte Federmappe und kunterbunt darüber zerstreut meine vielen Stifte. Na toll, auch das noch. Ich seufzte laut und fing an, das Chaos zu beseitigen. Doch die Tränen nahmen mir die Sicht, sodass ich mich kurzerhand entschied, einfach alles in meine Schultasche zu kippen, ohne Rücksicht auf Verluste. Es war mir egal, ob die Bücher dabei demoliert wurden oder der Inhalt meiner Brotdose sich über den Rest meiner Schulsachen ergoss. In weniger als einer Minute hatte ich alles verstaut und rannte mit meinem Ranzen über der Schulter aus dem Klassenzimmer. Ich weiß nicht, ob Herr Reuter in diesem Moment noch mit mir sprach. Falls er es tat, hatte *Anders* mich daran gehindert, es wahrzunehmen. Ich war nur noch auf eines fokussiert: Weg hier, so schnell wie möglich.

Zuhause

Wir alle haben diesen einen Ort, an dem wir ganz wir selbst sein können, einen Raum, wo wir uns so verhalten können, wie wir wollen, ohne uns zu verbiegen. Dieser Ort gibt uns Sicherheit, er ist unsere Zuflucht, wenn die Außenwelt uns überfordert. Dieser ganz besondere Ort kann viele Namen haben: Er kann dein Zuhause oder dein Zimmer sein, der Stadtpark, deine Dusche ... Es ist eine schöne Vorstellung, dass dieser Raum einem immer dann, wenn man ihn braucht, zur Verfügung steht. Diese Freiheit, die vielen Menschen nicht mal bewusst ist, ist für mich einer der wichtigsten Eckpunkte meines Lebens.

Nach genau diesem Raum sehnte ich mich auch jetzt, als ich vor unserer Haustür stand und gleich fünfmal hintereinander klingelte. Wieder mal hatte ich am Morgen meinen Schlüssel nicht eingesteckt. Das machte ich öfter, denn ich sah einfach nicht ein, wofür ich einen Schlüssel brauchte, wenn mir doch eh jemand die Tür öffnen würde. Den Schlüssel aus meiner überfüllten Schultasche zu fischen, war doch viel komplizierter, als kurz auf die Klingel zu drücken.

Nach drei Minuten ging die Tür endlich auf. Ich war völlig außer Atem, da ich den ganzen Weg bis nach Hause gesprintet war. Meine Mutter stand schon in der Küche und wartete auf mich. Das Essen war fertig. Wie immer begrüßte sie mich mit einem breiten Lächeln und drückte mich an sich. Danach stellte sie mir die Fragen, die sie mir jeden Tag stellte, wenn ich aus der Schule zurückkam: »Wie geht es dir? Wie war dein Tag?« Und heute: »Ist wieder irgendwas passiert? Du siehst verweint aus.«

Immer dasselbe, dachte ich bei mir. Ich wollte nicht darüber reden, was passiert war. Ich wollte einfach nur in Ruhe gelassen werden.

»Setz dich hin, Veronique«, redete meine Mutter weiter. »Ich hab was Leckeres gekocht.«

Ich blockte ab. »Danke, Mama, aber ich will gerade nichts essen.« Das lag nicht nur daran, dass ich mich auf Lasagne gefreut hatte und jetzt plötzlich Bratkartoffeln auf dem Tisch standen, sondern ich wollte auch einfach mit niemandem reden. Alles, was ich wollte, war, allein in meinem Zimmer zu sein. Mehr nicht. Ich brauchte erst mal Abstand von der Außenwelt. Das brauchte ich jeden Tag nach der Schule. Sonst ging gar nichts – weder essen noch Hausaufgaben noch Haushaltspflichten.

Meine Mutter schaute mich enttäuscht an, so wie immer, wenn ich so reagierte. Aber was sollte ich denn tun? Manchmal zwang ich mich dazu, bei ihrem Mittagsritual mitzumachen, aber nur an Tagen, an denen alles einigermaßen in Ordnung war. Heute war nicht so ein Tag. Ich wollte einfach nur in mein Zimmer, den Raum, in dem ich mich am wohlsten fühlte. Hier wurde ich zwar auch ab und zu von meiner Familie gestört, aber immerhin hatten fremde Menschen keinen Zutritt. Heute brauchte ich diese Auszeit unbedingt, also setzte ich mich durch. »Bitte, Mama, lass mich erst mal allein«, sagte ich noch mal.

Manchmal nahm meine Mutter es hin, dass ich nach der Schule erst mal meine Ruhe wollte, doch es kam auch vor, dass sie darüber diskutieren wollte. Es kam dann oft zu Streitsituationen, die meistens damit endeten, dass sie nicht mehr darüber reden wollte und einfach wegging. Ich hingegen wollte die Sache unbedingt klären. Es war sehr schwer für mich zu akzeptieren, wenn Menschen Dinge einfach ungeklärt ließen. Da kam wieder *Anders* zum Vorschein Es wollte, dass ich alle Dinge, die ich anfing, auch zu Ende brachte. Mittendrin eine Pause zu machen, brachte es aus der Fassung, woraufhin es auch mich aus der Fassung brachte, und das auf unterschiedlichste Art und Weise.

Als ich an diesem Tag in meinem Zimmer verschwand und die Tür hinter mir schloss, stand ich noch eine ganze Weile davor, um auch ja sicherzugehen, dass niemand mir folgte und ich ungestört war. Dann ließ ich meinen Blick schweifen. Manchmal stand ich einige Minuten einfach so da und schaute mir an, was es in meinem Zimmer zu sehen gab. Ganz schön viel, da ich überall Dinge herumstehen hatte. Meistens war auch der Boden mit Stiften und Papier übersät, sodass man ihn kaum erkennen konnte. Aber so liebte ich es. Das hier war mein Raum, meine Welt. Auch wenn ich mir die Sachen in meinem Zimmer schon tausendmal angeguckt hatte, konnte ich mich nicht an ihnen sattsehen. Weder an den vielen bunten Büchern und Mangas noch an den vielen selbst gemalten Bildern, die über meine Wand verteilt hingen, sodass man nicht mehr erkennen konnte, in welcher Farbe sie eigentlich gestrichen war. Jeden noch so kleinen Fleck hatte ich mit solchen Bildern oder Postern ausgefüllt, einfach nur weil ich es schön fand.

Das absolute Highlight in meinem Zimmer war allerdings mein Schreibtisch, der stets mit bunten Stiften und Bastelzubehör übersät war. Irgendwo dazwischen ragte mein PC hervor. Das Lustige dabei war, dass ich meistens nicht mal an meinem Schreibtisch arbeitete, sondern auf dem Boden, wo es genauso aussah wie auf dem Schreibtisch, an den Wänden und eigentlich überall. Ich konnte von diesem Anblick einfach nicht genug bekommen. Meine Mutter nannte es »Unordnung«, aber das stimmte nicht. Denn alles in meinem Zimmer hatte seinen Platz – jedes Blatt Papier, jeder Stift und auch alles andere. Hinter alldem steckte ein System, entwickelt von mir und *Anders*.

Ich ließ mich auf mein Bett fallen und starrte an die Decke. Es war der einzige Bereich meines Zimmers, der nicht mit Postern und Bildern übersät war. Ich verbrachte eine lange Zeit damit, mir den heutigen Schultag durch den Kopf gehen zu lassen, aber wieder kam ich zu keiner Lösung. Es war immer dasselbe. Innerlich graute es mir schon davor, morgen wieder in die Schule gehen und über die Sache sprechen zu müssen. Ich hatte Angst davor, genauso komisch zu reagieren wie heute. Nach langem Nachdenken setzte ich mich auf den Boden und räumte meine Schultasche aus. Ich mochte es, sie jeden Tag nach der Schule einmal komplett zu leeren und danach wieder ordentlich einzuräumen, da die Hefte oft nicht mehr da waren, wo ich sie am Vortag einsortiert hatte. Und auch die Stifte aus meinem Mäppchen, die meist wild verstreut in der Tasche herumflogen, nahm ich Tag für Tag einzeln heraus, spitzte und putzte sie, um sie dann wieder einzusortieren. So fühlte es sich einfach besser an. Manchmal verbrachte ich Stunden damit, meine komplette Stiftesammlung, die aus 628 Stiften bestand – darunter 354 Buntstifte –, zu sortieren, zu putzen und zu spitzen. Ich hasste es, wenn Stifte ungespitzt waren, denn dann waren sie unbrauchbar. Viele meiner Spitzer mussten dafür schon ihr Leben lassen.

Nachdem ich in meiner Schultasche für Ordnung gesorgt hatte, widmete ich mich meinen Hausaufgaben. So etwas wie ein Hausaufgabenheft benutzte ich nicht. Ich brauchte es nicht, um mir Sachen zu notieren, da ich alle Aufgaben im Kopf hatte. Zudem waren Hausaufgaben bei mir immer schnell erledigt, da ich die Hälfte meist schon in der Schule geschafft und manchmal außerdem auch schon zu Hause vorgearbeitet hatte. Das machte ich in allen Fächern außer in Englisch. Englisch war das einzige Fach, das ich gar nicht mochte. Anders als in Mathematik gab es in Englisch wenig Regeln, die immer zu hundert Prozent anwendbar waren. Nicht nur das – es gab sogar Ausnahmen! Es kam mir so vor, als sei vieles in Englisch nur eine Stimmungssache. Diese Sprache war für mich wie eine Laune der Natur, die ich nur schwer verstehen oder vorhersagen konnte. Da ich die schriftlichen Arbeiten meist in den Sand setzte, versuchte ich, meine Note in dem Fach durch meine mündliche Leistung zu retten. Bis jetzt hatte das zum Glück geklappt.

Während ich noch in meine Hausaufgaben vertieft war, klopfte es an meiner Zimmertür. Bevor ich reagieren konnte, wurde sie weit aufgerissen, und meine große Schwester Angie legte einen Stapel frisch gewaschener Wäsche auf dem Boden ab. Die plötzliche Unterbrechung hatte mich richtig erschrocken, sodass *Anders* sofort einen Alarm in mir auslöste. »Klopf doch gefälligst an!«, schrie ich meiner Schwester hinterher, während ich mit Schwung die Tür hinter ihr zuknallte. Es dauerte einige Minuten, bis ich mich nach diesem Zwischenfall wieder beruhigt hatte, und mittlerweile knurrte tatsächlich auch mein Magen. Ich ging in die Küche und nahm mir etwas von dem Mittagessen, das meine Mutter gekocht hatte. Es war zwar nicht die Lasagne, die sie am Vortag angekündigt hatte, aber ich hatte mich in der Zwischenzeit auf Bratkartoffeln eingestellt und schaffte es, sie zu essen. So schlecht schmeckten sie gar nicht, aber vor einer halben Stunde hätte ich sie dennoch nicht angerührt. Während ich meinen Teller leerte, kam meine Mutter in die Küche. Sie schaute mich durchdringend an, und ich hatte das Gefühl, dass sie mir etwas sagen wollte, aber ich konnte es nicht von ihrem Gesicht ablesen.

»Super, du isst endlich«, sagte sie schließlich. »Wie war denn dein Tag nun? Erzähl mal.« Sie lächelte mich an.

Diesmal fühlte ich mich in der Lage dazu, mit ihr zu reden, und es klappte, auch ohne dass *Anders* mir meine Worte stahl. »Ach, der übliche Mist«, setzte ich an. »Meine Mitschüler haben mich geärgert, meinen Tisch bekritzelt, meine Schultasche ausgekippt und ich bin rausgeflogen. Der Lehrer hat nicht wirklich helfen können.«

Meine Mutter schüttelte den Kopf und setzte einen Gesichtsausdruck auf, der mir sehr ernst vorkam. Das erkannte sogar ich. Und ich konnte sie ja verstehen. Sie machte sich viele Sorgen um mich. Schon seit ein paar Jahren rannten wir von A nach B, um herauszufinden, was mit mir los war und woran es liegen könnte, dass ich immer in solche Situationen hineingeriet. Dass ich ausgegrenzt wurde und meinen Platz in der Klasse nicht finden konnte.

Meine Mutter tat mir leid. Wir beide litten unter *Anders*, von dessen Existenz wir damals ja noch keine Ahnung hatten. Es lief einfach so vieles schief, und wir hatten keine Erklärung dafür. Meine Mutter bemühte sich zwar, mir meinen Freiraum zu lassen und mich so zu akzeptieren, wie ich war, aber ich konnte sehen, wie viel Anstrengung sie das kostete. Dennoch fiel es mir schwer, ihr meine Dankbarkeit zu zeigen. Auch in diesen Momenten hinderte mich *Anders* daran, meine Gedanken zu artikulieren.

Filmriss

Mein Blick wanderte zu der großen Uhr über der Küchentür. Es war schon spät, und ich wurde unruhig, immerhin wollte ich heute noch etwas malen. Obwohl meine Mutter weiter mit mir reden wollte, signalisierte ich ihr, dass das Gespräch für mich beendet war. Während sie noch mitten im Satz steckte, ging ich in Richtung meines Zimmers, das sich gleich neben der Küche befand. Meine Mutter redete immer noch, also warf ich ihr einen genervten Blick zu. Es war *Anders*, das diese Unruhe in mir auslöste. Ich fühlte mich fast schon panisch, weil ich wegwollte, aber nicht konnte.

Meine Mutter verstand das nicht – wie denn auch. In diesem Moment explodierte sie. »Du willst immer genau dann gehen, wenn du es möchtest«, schnauzte sie mich an. »Nie nimmst du Rücksicht! Aber dann, wenn du was willst, kommst du wieder zu mir!«

Ich hasste Situationen wie diese, da sie nie gut endeten. Den Worten meiner Mutter nach zu urteilen, war ich total egoistisch. Ich fühlte mich deswegen nicht nur schuldig, sondern spürte auch Wut in mir hochkochen. »Du haust doch auch manchmal ab, wenn wir grade diskutieren, aber mir wirfst du es jetzt vor! Kann ich nicht wenigstens zu Hause meine Ruhe haben?«, schrie ich zurück.

»Jetzt reicht's, Fräulein!«, gab meine Mutter zurück und machte Anstalten, den Raum zu verlassen.

Sofort befand ich mich in einem Alarmzustand. Sie konnte doch nicht einfach weggehen, wo wir das Problem noch gar nicht geklärt hatten! *Anders* ging bei so etwas auf die

Barrikaden. Wenn sich ein Konflikt auftat, musste er sofort gelöst werden, sonst herrschte Krisenstimmung.

Ich lief meiner Mutter also hinterher, als sie den Raum verließ, und fragte aufgebracht: »Wieso gehst du jetzt wieder weg? Damit machst du es nur schlimmer!« Ich redete und redete und ließ sie nicht in Ruhe. Es war mir so wichtig, unseren Streit jetzt sofort zu schlichten. Es heißt ja, wenn man den anderen in Ruhe lässt und einige Zeit später über das Problem redet, lässt es sich dadurch leichter lösen. Doch so was konnte ich nicht. Wie sollte ich das denn bitte schön aushalten? Wenn ich so lang warten müsste, wäre ich doch noch viel aufgebrachter. Es würde überhaupt nichts leichter oder besser machen. In solchen Momenten hatte mich *Anders* voll unter Kontrolle, und ich konnte mich nicht aus seinem Bann befreien.

»Lass es gut sein und beruhige dich, Veronique!«, sagte meine Mutter immer wieder. »Ich muss auch kurz runterfahren.« Tausendmal bat sie mich, eine Pause zu machen und sie in Ruhe zu lassen. Irgendwann begriff sogar ich, dass ich hier jetzt nicht weiterkommen würde, dass sich die Situation in diesem Moment nicht klären ließ. Außerdem war ich auch schon ziemlich am Ende meiner Nerven, und meine Stimme gab nach. Ohne ein Wort zu sagen, ging ich in mein Zimmer zurück. Doch innerlich brodelte es in mir – das hier war noch nicht vorbei.

In meinem Zimmer angekommen, knallte ich erst mal die Tür hinter mir zu. Ich war sowohl mental als auch körperlich total erledigt. Dennoch schaffte ich es innerhalb einiger Minuten, mich abzulenken und das Thema zu vergessen. Ich hatte einfach keine Kraft mehr, da ja auch der Schultag schon so anstrengend gewesen war. Die nächsten paar Stunden verbrachte ich mit einem Stift in der Hand auf meinem Boden. An diesem Tag hatte ich Lust, Tiere zu malen, da diese so überhaupt nichts mit meiner derzeitigen Situation zu tun hatten. Die kreative Betätigung half mir dabei, auf bessere Gedanken zu kommen. Anschließend setzte ich mich an meinen Schreibtisch und spielte am Gameboy Pokémon. Der Abend verlief ohne weitere Zwischenfälle, denn ich war allein und es ging mir gut. Auch auf meine Mutter war ich nicht mehr sauer. Innerlich hatte ich mich damit abgefunden, dass solche Situationen nun mal passieren konnten, und ich hatte mir sogar schon überlegt, wie ich mich das nächste Mal, wenn ich meine Mutter sah, bei ihr entschuldigen könnte.

Ein Klopfen an meiner Zimmertür riss mich aus meinen Gedanken – von draußen hörte ich die Stimme meiner Mutter. »Kann ich reinkommen, Liebes?«, sagte sie ruhig.

Innerhalb nur weniger Sekunden vollzog sich in meinem Inneren eine komplette Verwandlung. All die Emotionen von unserem Streit früher an diesem Tag waren plötzlich wieder da. Im selben Moment, in dem meine Mutter meine Tür einen Spaltbreit öffnete, schrie ich sofort los: »Lass mich gefälligst in Ruhe und geh weg! Ich kann jetzt nicht!« Ich hatte keinerlei Kontrolle über das, was aus mir herauskam. *Anders* hatte das Steuer übernommen.

Meine Mutter schaute mich entsetzt an – das konnte ich zu dieser Zeit allerdings noch gar nicht wahrnehmen. Heute weiß ich jedoch, wie sie sich damals gefühlt haben musste. »Was habe ich dir jetzt wieder getan?«, rief sie fassungslos.

»Hau einfach ab!«, keifte ich zurück. Wie ein Monster, das sich bedroht fühlte, schrie ich so lang auf meine Mutter ein, bis sie die Tür wieder schloss und wegging. Anschließend dauerte es nur wenige Sekunden, bis ich mich wieder zurück in das Mädchen verwandelte, das friedlich vor sich hinmalte und sich bei seiner Mutter entschuldigen wollte. Ich konnte mir das nicht erklären. Warum passierte so etwas immer wieder?

Denn zu solchen Situationen kam es tatsächlich öfter. Ich hätte das selbst nicht mal gemerkt, wenn meine Mutter mich damals nicht darauf aufmerksam gemacht hätte. Nach und nach entwickelten wir dann eine Lösungsstrategie für solche Szenarien. Statt an meine Zimmertür zu klopfen und persönlich mit mir zu sprechen, was unweigerlich einen Wutausbruch von meiner Seite zur Folge gehabt hätte, fing meine Mutter an, mir Nachrichten aufs Handy zu senden und schriftlich mit mir zu kommunizieren. Vor allem dann, wenn sie etwas von mir wollte. Das klappte oft besser als die direkte Kommunikation.

Eines Tages, nachdem ich mich in einer dieser Situationen wieder in ein Monster verwandelt hatte, fragte meine Mutter mich in einer Nachricht ganz direkt, warum ich aus dem Nichts heraus so auf sie reagiere. Ihr tue das sehr weh, schrieb sie. Sie hatte mir diese Frage zwar schon öfter gestellt, aber nie schriftlich. Ja, warum reagierte ich eigentlich so? Ehrlich gesagt, hatte ich keine Ahnung. Bevor ich derart die Kontrolle verlor, war ich normalerweise bei bester Laune und völlig entspannt. Da war ich mir ganz sicher. Wieso aber dann diese Ausbrüche, wenn ich auch nur die Stimme meiner Mutter hörte? Ich dachte lange darüber nach, bis es endlich klick machte. Endlich wurde mir klar, warum es zu dieser Wandlung kam. Es war ganz einfach und doch ein wenig skurril.

Nehmen wir an, alles, was in meinem Leben passiert, ist eine Art Film. Und dieser Film läuft immerzu. Werde ich mit einer Situation konfrontiert, die für mich nicht abgeschlossen werden kann, beginnt *Anders* Alarm zu schlagen. Es löst Panik in mir aus und treibt mich an, die Situationen klären zu wollen. Das ist eine Art Schutzmechanismus. Denn gelingt es mir nicht, die Situation im Hier und Jetzt zu lösen, wird der Film pausiert. *Anders* speichert den Gefühlszustand, in dem ich mich in der jeweiligen Situation befinde, ab, und spielt ihn genau dann wieder ab, wenn ich mit Reizen in Berührung komme, die mit dieser Szene zu tun haben. Bei der Diskussion

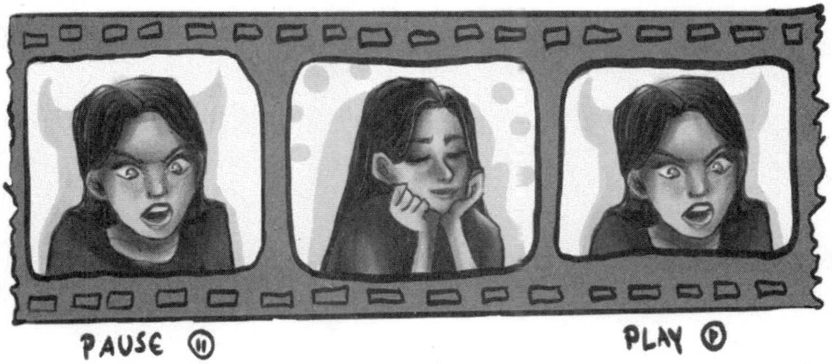

mit meiner Mutter war dieser Reiz zum Beispiel ihre Stimme. Als ich sie nach einigen Stunden wieder hörte, spulte *Anders* zurück zu der Stelle, wo es zuvor auf Pause gedrückt hatte. Da half es auch nicht, dass ich die Situation zwischenzeitlich im Kopf schon mehrmals durchgekaut hatte. Das war so ähnlich wie ein emotionales Déjà-vu. So als hätte ich diese Situation schon einmal erlebt. Meine Gefühle ändern sich in solchen Momenten wie Fernsehkanäle, bei denen man – klick – von einem zum anderen umschalten kann. Ich kann diese Filmrisse nur verhindern, wenn ich es schaffe, eine Situation vollständig und abschließend zu klären, und zwar in dem Moment, in dem sie geschieht. Es ist ganz schön schwer, damit umzugehen. Nicht nur für mich, sondern auch für meine Umwelt, die ja ständig von meiner emotionalen Achterbahnfahrt betroffen ist. Zum Glück passiert mir das nicht nur mit negativen Emotionen, sondern auch mit positiven. Ich kann von einem Moment auf den nächsten von tiefer Traurigkeit zu ausgelassener Heiterkeit wechseln.

Diese Erkenntnis hatte ich allerdings erst Jahre später, als ich bereits von *Anders* wusste. Nachdem ich es ihr erklärt hatte, konnte meine Mutter besser mit meinen Filmrissen umgehen, und wir schafften es, solche Situationen fast vollständig zu vermeiden.

Ungerechtigkeit

Es gibt viele Gefühle. Für mich oft viel zu viele, und viel zu viele Möglichkeiten, um diese Gefühle zum Ausdruck zu bringen. Manche sagen, wer ein *Anders* hat wie ich, kann nur sehr schwer Gefühle zeigen. Der eine oder andere behauptet sogar, wir hätten überhaupt keine Gefühle. Das haben mir in meinem Leben immer wieder Menschen vorgeworfen – nur um sich dann im nächsten Moment darüber zu beschweren, dass ich zu emotional sei. Es gibt nur das eine oder das andere. Und genauso fühle ich. Genau so habe ich eine lange Zeit gelebt.

Als ich am nächsten Morgen die Augen aufmachte, empfand ich überwiegend negative Gefühle. Ich wusste, dass dieser Tag genauso blöd werden würde wie der Tag zuvor, doch ich konnte nichts daran ändern. Ich hatte weder die Möglichkeit, mit meiner Mutter zu reden, da sie schon längst aus dem Haus war, noch fühlte ich mich bereit dazu, mich in der Schule für mein Verhalten vom Vortag zu rechtfertigen. Zu Hause bleiben wollte ich aber trotzdem nicht, denn ich wollte ja etwas lernen, um irgendwann mal etwas aus meinem Leben zu machen. So dachte ich damals wirklich schon und tue es auch heute noch.

Als ich an diesem Tag das Klassenzimmer betrat, fühlte sich erst mal alles an wie immer. So als ob gestern nichts Besonderes geschehen wäre. So als ob ich weder aus dem Klassenzimmer noch aus der Schule gerannt wäre. Ich fühlte mich unbekümmert und gelassen. Irgendwie kam mir das merkwürdig vor. Es war so, als würde *Anders* mich lenken und mir ein Gefühl aufdrücken, das gar nicht meines war. Es fühlte sich an wie eine Maske. Eine Maske, um mich zu schützen.

Anders hatte sie mir so unauffällig wie möglich aufgesetzt, sodass selbst ich in diesem Moment daran zweifelte, ob gestern wirklich alles so schiefgelaufen war.

Ich setzte mich entspannt auf meinen Platz, und in mir keimte die Hoffnung, dass es heute vielleicht doch nicht so schlimm werden würde. Mein Optimismus wuchs sprunghaft an. Ich war glücklich. So glücklich, dass ich mir ein breites Grinsen nicht verkneifen konnte. Als ich mich gut gelaunt im Klassenzimmer umblickte, bemerkte ich wieder, wie mich die anderen Schüler*innen anstarrten. Doch mein Grinsen ließ sich dadurch nicht vertreiben. Im Gegenteil, ich hatte das Gefühl, dass es noch breiter wurde. Meine Mitschüler*innen schauten mich ungläubig an – das erkannte sogar ich. Aber ich verstand nicht, wieso. Ich war doch einfach nur glücklich. Ich schaute doch nett! Sie hatten doch gar keinen Grund, so böse zu gucken. Da zerbrach plötzlich die Maske, die mir *Anders* aufgesetzt hatte. Und hervor kam die Traurigkeit, die ich unter ihr empfand. Ganz plötzlich war ich den Tränen nahe. Schlagartig hatte sich alles verändert.

Meine Emotionen spielten Pingpong, immer wieder wurde ich von einem Extrem ins andere geworfen. So als würde ich ständig aus meiner Fantasiewelt zurück in die Realität geholt werden und umgekehrt. Meine Mitschüler*innen schauten nun noch merkwürdiger, und ich fing an, mich zu schämen. Diese unbequeme Stimmung ebbte erst ab, als Herr Reuter das Zimmer betrat und alle plötzlich still wurden. Alle fokussierten sich jetzt auf unseren Lehrer, der wie jeden Morgen nach vorn ans Pult ging und den Tag mit einer Begrüßungsrunde startete. Alles wie immer. Ich hoffte, dass Herr Reuter den Tag gestern einfach vergessen hatte und wir nicht noch einmal darüber reden mussten, aber meine Hoffnung wurde schneller im Keim erstickt, als mir lieb war. Schon während der Begrüßung richtete er den Blick auf mich und wendete ihn nicht mehr ab. Als Reaktion tat ich so, als würde ich nicht bemerken, wie er mich anstarrte. Statt seinen Blick zu erwidern, schaute ich beschämt nach unten auf mein Pult. Was ich dort entdeckte, brachte das Fass zum Überlaufen. Die gesamte Tischplatte war voll mit blöden Sprüchen. Links oben stand: »Heulsuse«. Gleich daneben mit Bleistift – ich vermutete Stärke 2B: »Virusgesicht«. Und dann weiter unten in Großbuchstaben: »DU HÄSSLICHE BITCH.«

Von jetzt auf gleich explodierte ich und schrie laut: »Wer war das?« Wo sich gerade noch Traurigkeit breitgemacht hatte, brodelte jetzt die Wut. Noch mal: »Wer war das?!« Keine Antwort.

»Was ist denn jetzt schon wieder passiert, Veronique?«, fragte Herr Reuter erschrocken. Ich schenkte ihm jedoch nicht viel Beachtung, da ich damit beschäftigt war, mich im Klassenzimmer umzuschauen, um herauszufinden, wer der oder die Täter*in gewesen sein könnte. Ich schaute mir noch mal die Sätze auf meinem Pult an und fing dann an, durch die Klasse zu gehen und die Schulhefte der anderen zu mustern.

»Ich will eure Hefte sehen, alle!«, brüllte ich. »Denkt ihr, ich finde nicht heraus, wer das war? Ich bin doch nicht dumm!« Mein Körper pulsierte vor Wut, und mein Kopf fing an wehzutun.

Herr Reuter war völlig überfordert von der Situation. »Verlass sofort das Klassenzimmer, Veronique! Raus!«, schrie er.

Entsetzt drehte ich mich zu ihm um. Ich verstand seine Reaktion nicht. Wieso sagte er das? Wieso sollte ich rausgehen?

»Warum werde ich für Dinge bestraft, die die anderen machen?«, schrie ich zurück. Denn etwas anderes als Bestrafung war das doch nicht. Statt mir zu helfen, tat mein Lehrer einfach gar nichts. Schlimmer noch: Er gab mir die Schuld. Ich protestierte erneut gegen seine Aufforderung und verlor dabei völlig die Fassung. »Als würde ich jetzt rausgehen! Erst will ich die Täter sehen!«

War das in diesem Moment *Anders* oder war das ich selbst? Ganz egal – ich hatte das Gefühl, richtig zu handeln. Ich konnte ein solches Verhalten nicht einfach hinnehmen. Immerhin hatte ich dieses Mal nichts falsch gemacht. Oder etwa doch?

Um mich herum ertönte Gelächter. Einige wenige hatten Angst vor mir, der Rest schien sich über mich lustig zu machen. Aber mir war in diesem Moment egal, was die anderen von mir dachten. Alles, was zählte, war, dass mir Unrecht angetan worden war.

»Ich hole gleich die Direktorin!«, drohte Herr Reuter mir jetzt. »So kannst du dich hier nicht verhalten!«

Wutentbrannt trampelte ich durchs Klassenzimmer in Richtung Ausgang. Gut, dann würde ich eben gehen! Kaum hatte ich den Raum verlassen, knallte jemand hinter mir die Tür zu. Es fühlte sich an wie eine Geste des Sieges all jener Schüler*innen, die meinen Tisch bekritzelt hatten. Keine Sekunde später verpuffte meine Wut, und die Traurigkeit kam zurück. Ich fühlte mich ganz schwach und ließ mich im Flur vor dem Klassenzimmer auf den Boden sinken. Das war alles so peinlich! Schüler*innen, die aus der Klasse geworfen wurden und draußen sitzen mussten, hatten meistens etwas Schlimmes gemacht. Aber ich hatte doch nichts Böses angestellt! Wieso musste ich dann jetzt hier sitzen? Jeder, der vorbeiging, dachte nun bestimmt, ich sei eine schlechte Schülerin. Ich fand das extrem schlimm. Selbst wenn die Sache mit dem Tisch später noch geklärt werden würde, hätten die anderen dennoch gewonnen. Sie hatten mich erneut gedemütigt. Allein schon, dass ich hier saß, erfüllte sie mit Genugtuung. Wieso begriff Herr Reuter das nicht? Egal was er jetzt tat – er konnte das nicht wiedergutmachen. Die größte Strafe an unserer Schule war es, die Hausordnung abzuschreiben. Aber was war das denn bitte für eine Strafe? Dabei lernt man doch nur, besser zu schreiben, was in meinen Augen eigentlich eine Belohnung war.

Nach wenigen Minuten öffnete Herr Reuter die Tür und rief mich zurück ins Zimmer. Er erklärte mir, dass er mit den anderen geredet habe und dass die Schüler*innen, die mein Pult beschmutzt hatten, als Strafe die Hausordnung abschreiben müssten. Genau wie ich vermutet hatte. Auch meinen Tisch hatten sie sauber gemacht. Na super. Ich schaute meinen Lehrer genervt an, gleichzeitig wusste ich jedoch, dass ich, wenn ich jetzt weitermachte wie vorhin, nichts damit erreichen würde. Ich würde meinen Mitschüler*innen nur noch mehr Spaß bescheren, indem ich den Unterricht verzögerte. Mir blieb also nichts übrig, als alles hinzunehmen und das Geschehene zu akzeptieren. Die Menschen um mich herum konnten tun, was sie wollten, aber es drohten ihnen keine Konsequenzen. Das alles war so ungerecht. Und wenn es etwas gibt, was ich auf dieser Welt abgrundtief hasse, dann ist es Ungerechtigkeit.

Flucht

Ein weiterer Schultag war überstanden, und ich machte mich auf den Weg nach Hause. Mit jedem Schritt wurde mein Herz schwerer, und mein Körper fühlte sich an wie aus Blei. Auf einmal verschwamm meine Sicht, und ich schloss die Augen ohne Rücksicht auf das, was sich um mich herum abspielte. Ich tauchte vollkommen ab. Dabei ging ich einfach weiter, ohne Angst, ohne überhaupt irgendetwas zu fühlen. Mein Kopf pulsierte, und es war fast so, als würde ich meine Umgebung komplett hinter mir lassen und der Welt für einen kurzen Moment den Rücken zudrehen. Als ob sich irgendwie aus dem Nichts eine Tür aufgetan hätte, die mich an einen Ort führte, wo alles okay war und mich nichts überforderte. Es war dunkel hier, aber gleichzeitig auch hell – nicht zu hell, nicht zu dunkel. Einfach perfekt eben. Es war ein sicherer Ort in meinem Kopf. Alles hier war ruhig, und nach und nach vergaß ich die Schwere meines Herzens, die Schwere meines Körpers. Die feuchten Tränen auf meinem Gesicht. Manchmal, wenn ich die Augen so schloss, sah ich für einen kurzen Moment durch meine halb geschlossenen Lider, wie das Sonnenlicht sich in meinen Tränen brach und sie zum Glitzern brachte. Das war so schön, dass mein Schmerz allein

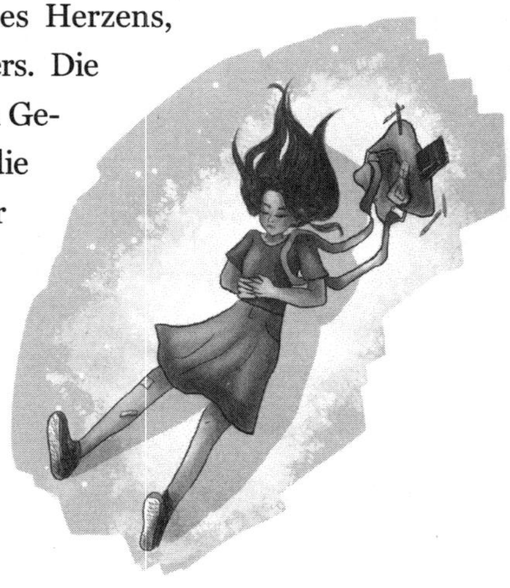

durch diesen Anblick, der sich nur mir offenbarte, gelindert wurde. Es war ein Moment der Wärme, der meinen inneren Szenenwechsel einleitete.

Ich finde es entspannend, Gefühle zuzulassen, das ist auch heute noch so. Was raus muss, muss raus. Mich faszinieren meine Emotionen sehr. Egal ob es sich dabei um Schmerz oder Freude handelt. Für mich fühlt sich das alles so intensiv an. So aufregend. Es sind diese Erfahrungen und die damit verknüpften Vorstellungen, die mir immer wieder zeigen, wie mächtig wir Menschen sind und wie bunt unser Leben sein kann.

»Hey, pass doch auf!«

»Was?!« Abrupt riss ich die Augen auf und sah mich um. Plötzlich stand ich wieder auf der Straße, und zwar mitten auf der Fahrbahn.

»Wieso läufst du denn mit geschlossenen Augen durch die Gegend? Willst du überfahren werden?«, schnauzte der fremde Mann mich durch das Autofenster an.

Ich schaute ihm direkt ins Gesicht. »Ähm, entschuldigen Sie, ich habe einfach geträumt. Ich möchte nicht überfahren werden. Tut mir leid, falls ich Sie erschreckt haben sollte.« Ich machte kehrt Richtung Bürgersteig und winkte verlegen.

Der Mann schüttelte den Kopf, kurbelte sein Fenster hoch und fuhr davon. Während ich weiterging, spürte ich den Schrecken, der mir immer noch in den Knochen saß, langsam abebben. Es hatte mich komplett überrumpelt, dass ich auf einmal mitten auf der Straße gestanden hatte. Ich hatte davon überhaupt nichts mitbekommen. Zum Glück befand sich meine Schule in einem ruhigen Stadtviertel, und auf dem Heimweg begegnete ich nur wenigen Autos. Und da ich sowieso schon viel länger unterwegs war, als ich normalerweise für diesen Weg brauchte, waren auch keine Eltern mit ihren Autos mehr auf der Straße, um ihre Kinder von der Schule abzuholen. Dennoch nahm ich mir vor, in Zukunft etwas besser aufzupassen, wenn ich mal wieder träumen wollte. Denn es war nicht das erste Mal, dass mir so etwas passiert war. Und irgendwie sagte mir mein Gefühl, dass es auch nicht das letzte Mal sein würde.

Als ich zu Hause ankam, fragten weder meine Mutter noch meine Schwester, wieso ich zwanzig Minuten später da war als sonst. Es kam öfter vor, dass ich aufgrund von Konflikten in der Schule oder meinen Tagträumereien zu den unterschiedlichsten Zeiten nach Hause kam.

Schon beim Reinkommen konnte ich vom Flur aus die Kartoffelsuppe riechen, die meine Mutter gekocht hatte. Diesmal war es das richtige Essen. »Hallo, Mama!«, rief ich. »Super, es gibt Kartoffelsuppe. Lecker!«

»Ja, ich dachte mir schon, dass du dich freuen würdest, Veronique«, antwortete meine Mutter mir lächelnd, als ich die Küche betrat. »Wie war's denn in der Schule?«

Heute fühlte es sich nicht so unmöglich an wie gestern, über den Schultag zu reden. Es war sogar eher so, dass ich das Gefühl hatte, mir etwas von der Seele reden zu wollen. Der plötzliche Gefühlsausbruch nach der Schule war dafür ein sicheres Anzeichen – irgendetwas musste raus.

»Also eigentlich war heute ein echt mieser Tag«, fing ich an zu erzählen. »Es gab gestern eine blöde Situation. Alle haben mich bedrängt und mich richtig fertiggemacht. Ich habe dann um mich geschlagen und bin weggerannt. Aber keiner hat sich wirklich entschuldigt. Und dann heute hat man mir wieder den Tisch versaut, und keiner wollte es gewesen sein.« Ich erzählte noch mehr – wie Herr Reuter mich hinausgeschickt hatte und wie ungerecht ich das alles fand. »Der Lehrer tut nichts. Er denkt, mit ein paar abgeschriebenen Hausordnungen sei alles wieder okay.«

Meine Mama hörte mir aufmerksam zu und wurde plötzlich sehr wütend. »Wieso hat er nichts getan, sondern dich rausgeschickt? Mann, was soll das denn!«, sagte sie mit lauter Stimme. »Es tut mir sehr leid, dass dir schon wieder so was passiert ist«, fuhr sie dann fort. »Wenn du magst, kann ich morgen in die Schule kommen und mit dem Lehrer reden.«

Obwohl es sich gut anfühlte, meine Mutter auf meiner Seite zu wissen, war ich ein bisschen eingeschüchtert von dem lauten Gefluche. »Nein, du musst nicht schon wieder kommen, das bringt doch eh nichts«, beschwichtigte ich sie. »Und wenn die Schüler sehen, wie wütend du bist, lachen sie mich doch nur noch mehr aus.« Die Situation war ausweglos, und ich war jetzt auch leicht aufgebracht.

»Na ja, bald ist eh Elternsprechtag. Da kriegt dieser Herr Reuter auf jeden Fall was von mir zu hören, das sag ich dir!«

Ich schwieg und löffelte hastig meine Suppe aus. Es war eine schlechte Angewohnheit von mir, mein Essen herunterzuschlingen, es sei denn, es schmeckte mir nicht. Gesund war das nicht, aber ich fand es schwierig, es zu kontrollieren.

»Schling doch nicht so, oder bist du auf der Flucht?«, fragte meine Mutter. Sie klang immer noch leicht aufgebracht.

Ich ignorierte die Frage und aß einfach weiter. Dabei galoppierten meine Gedanken. Auf der Flucht … Hmm, vielleicht war ich ja wirklich auf der Flucht. In der Schule fühlte ich mich oft so, als ob ich irgendwohin flüchten wollte. Ob ich deshalb so schlang? Vielleicht war mein Körper die ganze Zeit darauf eingestellt, gleich weglaufen zu müssen. Es war, als würde in meinem Inneren ein Krieg toben. Soldaten mussten immerhin auch schnell essen. Und auch Tiere mussten beim Essen auf der Hut sein und schlangen deshalb oft. Aber warum sollte ich hier zu Hause Fluchtgedanken haben? War mein Krieg mir bis hierher gefolgt? Und worum ging es dabei überhaupt? Wer war mein Gegner? War ich es?

In Gedanken versunken, schaufelte ich weiter das Essen in meinen Mund. Als ich fertig war, stand ich auf und ging in Richtung meiner Zimmertür. »Danke, Mama, das war echt lecker«, sagte ich. »Ich bin mal in meinem Zimmer.« Keine zwei Sekunden später hatte ich meine Zimmertür hinter mir zugeschoben.

Hier vergeudete ich keinen Gedanken mehr an das Thema Flucht – hier war ich sicher. Alle negativen Gefühle waren verschwunden, und Entspannung breitete sich in meinem Körper aus. Ich hatte einen weiteren Tag überstanden.

Zusammenprall

Das Wetter war bewölkt und düster. Es sah danach aus, als würden sich jeden Augenblick Unmengen an Wasser aus dem Himmel ergießen, aber momentan war noch kein einziger Regentropfen zu sehen. An Tagen wie diesem hatte ich immer das Gefühl, dass der graue Himmel auch alles um mich herum grau färbte. Die Menschen wirkten trister, die Gebäude, sogar die bunten Bilder an den Wänden unseres Klassenzimmers sahen aus, als ob man sie in graue Farbe getunkt hätte. Jemandem, der bunte und lebendige Farben so sehr liebte wie ich, verdarb das ganz schön die Stimmung. Wir hatten gerade Erdkundeunterricht, und die Langeweile stand förmlich im Raum.

»Wie viele Bundesländer hat Deutschland?«, fragte Frau Krüger.

»16!«, rief ich laut durch die Klasse. Alle starrten mich an. Mist, ich hatte schon wieder vergessen, mich zu melden. Das lag vor allem daran, dass ich nicht wieder warten wollte, bis *Anders* mir die Antwort stahl.

»Veronique, du sollst dich melden und auch den anderen Schülern die Möglichkeit geben, drangenommen zu werden«, ermahnte mich Frau Krüger.

»Ich hab das nicht mit Absicht getan!«, antwortete ich schnell.

»Denk einfach nächstes Mal daran, oder ich nehme dich mit Absicht nicht mehr dran«, gab die Lehrerin zurück.

Ich versteckte mich hinter meinem Erdkundebuch. Schon wieder fühlte ich mich ungerecht behandelt, wollte aber nicht weiter widersprechen. Ich konnte ja sowieso nicht in Worte fassen, was in mir drin passierte, wenn die Lehrer*innen Fragen stellten.

Kurz vor der Pause hörte ich, wie hinter mir drei Schüler tuschelten. »In der Pause spielen wir wieder Fangen mit Vero, oder?«, sagte einer davon.

»Ja, genau«, kicherte ein anderer.

Dann rief eine meiner Klassenkameradinnen mir zu: »Hey, Vero, spielst du in der Pause Fangen mit uns?«

Ich drehte mich ruckartig um, und auf meinem Gesicht machte sich ein Strahlen breit. »Ja, gern! Das hört sich super an«, erwiderte ich. Die drei fingen wieder an zu kichern, aber ich dachte mir nichts dabei. Es war doch etwas Tolles, Fangen zu spielen, und ich wartete gespannt auf die große Pause.

Die Schulglocke ertönte schneller als erwartet, und wir Schüler*innen drängten uns nach draußen auf den Pausenhof.

»Also, Vero, hör gut zu«, erklärte mir Timo, einer meiner Mitschüler. »Du musst jetzt weglaufen, und wir alle versuchen, dich zu fangen.« Er zeigte auf die ungefähr zehn Klassenkamerad*innen, die sich um mich gruppiert hatten und die er wohl mit »alle« meinte.

»Okay!«, antwortete ich energisch. Ohne zu zögern, nahm ich die Herausforderung an. Ich liebte Herausforderungen! Die würden schon sehen, wie schnell ich laufen konnte. Dann würden sie mich im Sportunterricht vielleicht auch endlich mal in ihr Team wählen. Bislang war ich immer eine der Letzten gewesen, die in ein Team gewählt wurden. Aber vielleicht würde sich das heute ändern.

»Du hast 15 Sekunden, um wegzulaufen«, rief Timo und fing noch im selben Moment an zu zählen. »1 ... 2 ... 3 ... 4 ...«

Ich rannte los, so schnell ich konnte. Das alles fühlte sich so aufregend an. Ich hatte richtig Spaß. Das Adrenalin schoss durch meinen Körper und machte mich stärker. Doch während ich davonrannte, hörte ich auf einmal Timo hinter mir brüllen: »Schnappt sie und schleppt sie aufs Jungenklo!«

Was? Aufs Jungenklo? Ich dachte, das hier war ein Fangenspiel? Oder war es etwa gar kein Spiel? Statt Aufregung spürte ich urplötzlich Angst. Scheiße, ich musste schneller rennen! Doch die Schüler umzingelten mich, und ich sah weit und breit keinen Lehrer, zu dem ich hätte rennen können.

Plötzlich wurde ich von hinten zu Boden gerissen und spürte einen Schlag an meinem Kiefer. Es war Timo, der auf mir saß und meinen Kopf gegen den Pflastersteinboden drückte. Das alles ging so schnell. Als Timo von mir abließ und ich mich wieder aufrichtete, sah ich nur meinen Zahn, wie er da auf dem Boden in einer kleinen Blutlache lag. Auch meine Klamotten waren mit Blutstropfen gesprenkelt.

Ich weiß nicht, was in diesem Moment mit mir passierte, aber ich war nicht mehr ich selbst. Irgendetwas in mir übernahm die Kontrolle. Ich weiß nur noch, dass ich mich vom Boden aufrappelte und plötzlich eine übermenschliche Kraft in mir spürte. Ich sah alles wie durch einen Schleier und empfand auch keinen Schmerz. Dann ging alles ganz schnell. Erst als ein Lehrer mich von hinten festhielt und nach oben zog, realisierte ich, was passiert war.

Plötzlich sah ich vier weitere Zähne auf dem Boden liegen, und da war auch viel mehr Blut. Vor mir lag Timo, er winselte und schrie. Ich selbst schrie ebenfalls, und der Rest der Schule hatte sich in einem Kreis um uns herum versammelt. Dann plötzlich kehrte der Schmerz in meinen Körper zurück, und die Schwäche setzte ein. Die ganze Kraft, die ich noch vor ein paar Momenten gespürt hatte, war plötzlich verschwunden. Ich spürte ein Pochen in meinem Kiefer, da, wo mir ein Zahn fehlte. Es war der Schneidezahn ganz vorn. Einer meiner bleibenden Zähne.

Ich saß vor dem Zimmer der Schulleitung auf dem Gang und wartete auf meine Mutter, doch stattdessen tauchte mein Stiefvater Frank auf.

»Wieso ist Mama nicht gekommen?«, fragte ich anklagend. Tränen rannen mir übers Gesicht.

»Deine Mutter ist bei der Arbeit, sie hatte keine Zeit zu kommen«, gab Frank zurück. »Was hast du wieder angestellt?« Er seufzte.

Bevor ich etwas erwidern konnte, ging die Tür neben uns auf. Eine ruhige Stimme sagte: »Sie können jetzt hereinkommen. Sind Sie der Vater?«

Wir betraten den Raum, und ich musterte die Frau vor mir. Das musste die Schuldirektorin sein. Da ich noch nicht lange an dieser Schule war, hatte ich sie bislang nur ein paarmal gesehen. Mir fiel sofort die kleine Vogelbrosche auf, die sie an ihrer Bluse stecken hatte. Fein verziert mit organischen Ornamenten. Was für ein Vogel darauf abgebildet war, wusste ich nicht.

»Ich bin der Stiefvater«, antwortete Frank. »Was ist denn passiert? Wieso fehlt Veronique ein Zahn?« Mittlerweile war ihm aufgefallen, dass etwas mit meinen Zähnen nicht stimmte.

Die Direktorin forderte uns auf, uns an einen runden Tisch mit vielen Stühlen zu setzen. Viel mehr Stühle, als überhaupt

Personen im Zimmer anwesend waren. Dieser Raum sah ganz anders aus als ein normales Klassenzimmer. Der Schreibtisch der Direktorin war viel edler als die Lehrerpulte. Und anders als hier lagen in den Klassenzimmern auch keine Teppiche auf dem Boden. Es wirkte fast so, als würde dieses Zimmer nicht in eine Schule gehören. Sogar Familienfotos standen herum. Ich weiß noch, wie komisch mir das alles vorkam.

»Also, Veronique, dann erzähl uns mal, was passiert ist«, sagte die Frau mit der ruhigen Stimme, nachdem wir uns gesetzt hatten. »Ich bin übrigens Frau Schrader, die Schuldirektorin.«

Ich rieb mit der Zunge über die Stelle in meinem Mund, wo mein Zahn abgebrochen war. Wenn Luft diese Stelle berührte, fuhr ein heller Schmerz durch meinen Kiefer. »Wir wollten eigentlich Fangen spielen«, erklärte ich. »Doch dann wollten sie mich im Jungenklo einsperren. Und dann hat Timo mich auf den Boden gehauen und meinen Kopf auf den Pflasterstein gedrückt. Mit Absicht!« Ich wurde immer lauter. »Der Zahn wächst nicht mehr nach! Was soll ich denn jetzt machen? Jetzt muss ich für immer ohne Zahn rumlaufen«, wimmerte ich. »Es tut so weh. Ich will nach Hause!« Panik machte sich in mir breit, und Dutzende Tränen flossen meine Wangen hinab.

»Timo hat deinetwegen vier Zähne verloren, Veronique«, sagte Frau Schrader. »Er sagt, du hast ihn auf den Boden gestoßen und ihm vier Zähne herausgetreten. Er hatte Todesangst, und seine Eltern wollen dich anzeigen.«

»Aber er hat mir zuerst den Zahn rausgeschlagen!«, brüllte ich weinend zurück. »Es ist nicht meine Schuld! Ich habe mich nur verteidigt!«

Frank packte mich am Arm und gab mir ein Zeichen, dass ich ruhig sein sollte. »Wissen Sie, wer angefangen hat, Frau Schrader?«, fragte er in sachlichem Tonfall.

»Soweit mir mitgeteilt wurde, stimmt Veroniques Version der Ereignisse«, gab Frau Schrader zu. »Aber dennoch –«

»Dann hat Veronique keine Schuld«, unterbrach Frank sie und nickte mir zu. »Es ist nicht okay, was sie getan hat, aber warum war denn auch keine Aufsicht auf dem Schulhof, um so etwas zu verhindern? Sie wissen doch, dass Veronique öfter Probleme mit anderen Schülern hat. Da war so etwas doch abzusehen.«

Das Gespräch ging noch eine Weile hin und her, bis die Direktorin uns schließlich verabschiedete. Wir würden am nächsten Tag noch einmal im Beisein von Timos Eltern über das Geschehene reden. Frank verabschiedete sich höflich, und ich folgte ihm aus der Schule heraus. In diesem Moment war ich sehr glücklich, ihn an meiner Seite zu haben. Er hatte mich vor Frau Schrader verteidigt. Der Fall war also klar – das dachte ich jedenfalls.

»Sag mal, was soll das? Wieso schlägst du dem Jungen denn vier Zähne aus?«, blaffte mich mein Stiefvater da plötzlich an. »Stell dir vor, du wärst schon über 14! Dann würdest du jetzt richtig Ärger bekommen! Das war überhaupt nicht in Ordnung von dir. Morgen wirst du dich vernünftig bei dem Jungen entschuldigen, hörst du?«

Ich verstand die Welt nicht mehr. Aus dem gerade noch so ruhigen Frank, der mich vor der Direktorin verteidigt hatte, war ein strenger, tadelnder Mann geworden. Den ganzen Weg zum Zahnarzt über weinte ich und verlangte nach meiner Mutter. Mama hätte mich in diesem Moment einfach in den

Arm genommen und erst mal getröstet. Weder Frank noch die Direktorin hatten gefragt, wie es mir ging. Wie so oft fühlte ich mich völlig allein mit meinem Schmerz.

Beim Zahnarzt angekommen, mussten wir noch eine ganze Weile im Wartezimmer sitzen. Dann endlich rief jemand: »Veronique Kouchev, bitte!« Das wurde aber auch Zeit! Ich war so langsam schon ungeduldig geworden, und mein Zahn pochte immer noch schmerzhaft in meinem Mund. Das abgebrochene Zahnstück, das ich glücklicherweise auf dem Schulhof gefunden hatte, hatte ich in meine Hosentasche gesteckt in der Hoffnung, dass die Zahnärztin meinen Zahn flicken konnte.

Frank blieb im Wartezimmer, während ich der Arzthelferin ins Behandlungszimmer folgte. »Du schaffst das schon«, nickte er mir zu. Da er und meine Mutter noch nicht so lang zusammen waren, kannte er mich noch nicht gut genug, um zu wissen, was für ein Theater ich jedes Mal beim Zahnarzt veranstaltete und wie viel Angst es mir bereitete, wenn jemand an meinen Zähnen herumfummelte. Es war in der Vergangenheit schon oft vorgekommen, dass meine Mutter und ich wieder gehen mussten, ohne dass überhaupt eine Behandlung durchgeführt worden war. Doch ich wusste, dass es diesmal eine ernste Angelegenheit war. Ich würde um die Behandlung nicht herumkommen, sonst müsste ich mein ganzes Leben lang ohne meinen vorderen linken Schneidezahn herumlaufen. Heute musste ich also mutig sein.

Irgendwie schaffte ich es, mich auf den großen Zahnarztstuhl zu setzen, obwohl schon wieder Tränen über meine Wangen liefen. Ich versuchte, an nichts zu denken und den Tränenfluss unter Kontrolle zu bringen. Plötzlich hörte ich

Schritte, und wenige Augenblicke später betrat die Zahnärztin das Zimmer.

»Hallo, Veronique«, begrüßte sie mich mit einem Lächeln. »Ich hab gehört, dir ist ein Zahn abgebrochen. Hast du das fehlende Stück zufällig gefunden? Dann können wir versuchen, es wieder vorsichtig dranzukleben. Heute musst du ganz mutig sein, aber du schaffst das bestimmt.« Die Zahnärztin kannte mich bereits und wusste genau, wie sie mit mir umzugehen hatte. Sie beruhigte mich weiter: »Weil deine Mutter heute nicht hier sein kann, kommen auch gleich noch zwei Kolleginnen, um deine Hand zu halten.«

Ich atmete erleichtert aus. »Guten Tag«, sagte ich. »Ist gut, danke! Ja, ich habe den Zahn gefunden. Ich will einfach nur keine Schmerzen mehr haben und schnell nach Hause.« Obwohl die Zahnärztin so lieb zu mir war, konnte ich einfach nicht aufhören zu weinen. Zwei Zahnarzthelferinnen betraten den Raum, und eine bot mir ihre Hand an. Ich nahm sie dankend an und lächelte der jungen Frau unter Tränen zu.

Die ganze Behandlung hindurch schien jeder Muskel in meinem Körper angespannt. Ich hatte regelrecht das Gefühl, die Hand der Zahnarzthelferin neben mir zu zerquetschen, doch sie verzog keine Miene. Ab und zu heulte ich sogar laut auf, aber diesmal hatte ich mich tatsächlich mehr unter Kontrolle als sonst. Am Ende der Behandlung war ich richtig stolz auf mich, dass ich diese Situation allein so gut gemeistert hatte.

Als die Zahnärztin mir am Ende einen Spiegel vors Gesicht hielt und mich fröhlich anstrahlte, konnte ich kaum glauben, was ich sah.

»Wow! Der sieht ja wieder richtig gut aus!«, sagte ich staunend. Wenn man ganz genau hinschaute, sah man zwar, dass ein Teil des Zahnes angeklebt worden war, aber sonst sah es tatsächlich aus wie vorher. Ich hatte meinen Zahn zurück! »Danke schön, das ist wirklich toll«, fügte ich hinzu, und war dabei nicht nur unheimlich erleichtert, sondern auch stolz auf mich selbst.

»Du warst wirklich tapfer heute, es wäre schön, wenn das beim nächsten Mal wieder so klappt«, zwinkerte die Zahnärztin mir zum Abschied zu. »Du darfst dir draußen aus der Schublade noch ein Spielzeug aussuchen, bevor du gehst. Das hast du dir diesmal wirklich verdient!«

Ich lächelte glücklich. Endlich jemand, der nett zu mir war! Ich verabschiedete mich und lief freudestrahlend zum Eingangsbereich, wo sich die große Schublade mit dem Spielzeug befand. Mein Blick fiel sofort auf einen Ring mit grünen Glitzersteinen in Herzform. Ich zog ihn über meinen Finger und betrachtete ihn für einen kurzen Augenblick. Grün war meine Lieblingsfarbe.

Zu Hause fiel ich als Allererstes meiner Mutter in die Arme. Erst mal den ganzen Frust rauskuscheln, das war alles, was ich wollte. Kuscheln beruhigte mich meistens sehr. Doch auch hier kippte die Stimmung schneller, als mir lieb war.

»Sie hat in der Schule einem Jungen vier Zähne rausgetreten!«, sagte Frank, während meine Mutter und ich uns noch umarmten. »Er hat ihr zwar zuerst den Zahn ausgeschlagen, aber ich glaube, die Schulleitung wird trotzdem bald auf dich zukommen. Die Eltern wollen eine Anzeige.«

Meine Mutter schaute mich mitfühlend an und streichelte über meinen Kopf. »Ist wieder alles okay?«, fragte sie besorgt. »Zeig mal deine Zähne!«

Ich machte den Mund so weit auf, wie ich konnte. »Ich war ganz mutig beim Zahnarzt«, erzählte ich. »Diesmal habe ich fast gar nicht geweint.«

»Oh, das haben sie echt toll wieder hinbekommen.« Sie nickte bewundernd. »Leider einer der Zähne ganz vorn. Oh Mann! War denn kein Lehrer auf dem Hof, der dir helfen konnte? Können die anderen dich nicht einfach mal in Ruhe lassen?«

Die Stimmung im Raum war merklich umgeschlagen, und ich fragte, ob ich in mein Zimmer gehen könne. Ich brauchte erst mal etwas Ruhe. Meine Mutter nickte. Wenige Augenblicke, nachdem ich die Zimmertür hinter mir zugezogen hatte, hörte ich, wie die Stimmen in der Küche immer lauter wurden. Anscheinend stritten Mama und Frank sich, ich konnte jedoch nur einzelne Gesprächsfetzen aufschnappen.

»Du musst ihr klarmachen, dass sie etwas Schlimmes getan hat!«, schrie Frank.

»Ach ja? Sie hat sich doch nur verteidigt«, hörte ich meine Mutter antworten. »Das muss richtig schlimm für sie gewesen sein.«

Es war furchtbar, diesen Streit mit anzuhören. Zum Glück tauchte nur wenige Momente später *Anders* auf und drehte die Lautstärke der Stimmen herunter. Ich warf mich auf mein Bett und fing an zu träumen. Meine Gedanken wanderten kurz zu Timo. Wie es ihm wohl gerade ging? Ob es ihm leidtat, was er mit mir gemacht hatte? Ich wusste, es war nicht richtig von mir gewesen, ihm vier Zähne auszutreten. Ich wollte ja nicht so sein wie er. Plötzlich fühlte ich mich schlecht und wollte alles nur noch vergessen. Trotz nagender Schuldgefühle schlief ich bald ein.

Reue

Am nächsten Morgen wartete meine Mutter in der Küche auf mich, damit wir zusammen in die Schule fahren konnten.

»Bist du langsam fertig, Veronique? Ich möchte, dass wir pünktlich da sind«, sagte sie ungeduldig.

»Ja, nur noch meine Schuhe«, antwortete ich. Es dauerte immer ein bisschen länger, bis ich meine Schuhe angezogen hatte, da sie Schnürsenkel hatten. Ich wusste zwar schon lange, wie man Schuhe band, doch ich hatte meine ganz eigene Methode entwickelt. Nicht wie normal mit einer Schlaufe, sondern mit zwei. Keine Ahnung wieso, aber so mochte ich es lieber.

Die Schule befand sich eigentlich direkt um die Ecke, aber wir fuhren trotzdem mit dem Auto hin. Als wir auf dem Parkplatz standen, wollte ich die Tür öffnen, aber meine Mutter hielt mich zurück.

»Warte noch zwei Minuten. Ich rauch noch schnell eine«, sagte sie, während sie schon die Zigarette im Mundwinkel stecken hatte.

»Musst du immer so viel rauchen?«, gab ich genervt zurück. Sie antwortete nicht, sondern zündete die Zigarette an. Zum Glück machte sie wenigstens das Fenster auf. Ich hasste den Geruch von Zigarettenrauch und wedelte mit meiner Hand vor meinem Gesicht herum.

»Also hör zu«, sagte meine Mutter schließlich. »Du bist gleich ganz ruhig, während ich mit der Direktorin spreche. Ich will nicht, dass du dazwischenredest, und ich will außerdem, dass du dich bei dem Jungen entschuldigst. Auch bei seinen

Eltern, wenn diese gleich da sein werden.« Sie schaute nachdenklich aus dem Fenster in Richtung Schule.

»Ich hoffe, dass du keine Anzeige bekommst, Mama ...«, sagte ich eingeschüchtert.

Sie schüttelte den Kopf. »So schnell gibt es keine Anzeige. Wenn, dann wird die Schule angezeigt, glaub mir.«

Ich versuchte es, aber so richtig glauben konnte ich ihr nicht. Meine Sorgen ließen sich nicht so einfach vertreiben. Außerdem war es mir extrem unangenehm, wegen dieses Gesprächs die erste Schulstunde zu verpassen. Doch leider blieb mir nichts anderes übrig.

Der Weg zum Zimmer der Direktorin kam mir wie eine Ewigkeit vor. Es war generell immer etwas seltsam für mich, wenn meine Mutter in die Schule kam oder ich mit ihr zusammen hier war. Ich fand das irgendwie peinlich. Wir gingen an Wasserfarbbildern unserer Klasse vorbei, die im Hauptflur an der Wand hingen. Die Aufgabe war gewesen, Blumen aus der Nahansicht zu malen. Meine Mutter erkannte sofort, welches mein Bild war.

»Richtig gut geworden«, sagte sie. »Man erkennt sofort, dass du es gemalt hast.«

»Ach was«, winkte ich schnell ab. »Ich male halt gern.«

Wir gingen weiter den Gang entlang, und als wir um die nächste Ecke bogen, sahen wir auch schon Timo mit seiner Familie auf dem Gang warten. Alle drei schauten mit strengem Blick in meine Richtung. Sie musterten meine Mutter und mich von oben bis unten, und auch wir schauten sie neugierig an. Die Eltern des Jungen waren sehr streng gekleidet. Der Vater trug einen Anzug und die Mutter eine Bluse, so wie ich es oft bei Lehrerinnen sah. Zudem hatte sie eine derart perfekt sitzende Frisur, dass man denken konnte, sie habe zwei Flaschen Haarspray dafür gebraucht. Es wirkte, als sei Timos Familie reich. Meine Mutter war im Gegensatz dazu ganz normal gekleidet. Keine Markenklamotten, einfach nur ganz normale Jeans. Auch ich trug nichts Besonderes. Unsere Haare sahen auch nicht perfekt gestylt aus, aber ich mochte es so.

»Schönen guten Tag«, sagte meine Mutter, als wir vor dem Zimmer der Direktorin ankamen. »Ich bin die Mutter von Veronique und möchte mich erst mal aufrichtig für das entschuldigen, was gestern vorgefallen ist. Ich sehe, Sie waren ebenfalls schon beim Zahnarzt.«

»Frau Kouchev!« Die Stimme von Timos Mutter klang schrill. »Ja, wir waren fünf Stunden in der privaten Zahnklinik. Mein Mann hat sich extra freigenommen!«

»Ja, ich kann mir vorstellen, dass das ganz schön lange gedauert hat«, sagte meine Mutter. »Mein Mann musste sich auch freinehmen.«

»Sie können sich nicht vorstellen, was das alles gekostet hat«, sprach Timos Mutter weiter. »Ich hoffe, Sie haben einen guten Anwalt. Mein Sohn hat dank ihrer brutalen Tochter vier bleibende Zähne verloren!«

Meine Mutter wollte gerade antworten, als die Tür zum Direktorzimmer aufging und Frau Schrader uns begrüßte. »Hallo, zusammen. Kommen Sie gern rein und setzen Sie sich.« Sie machte eine Geste in Richtung des Tisches, an dem ich bereits gestern gesessen hatte. Diesmal brauchten wir fast alle Stühle. Es hatte sich also doch gelohnt, einen so großen Tisch in dieses Zimmer zu stellen.

Meine Mutter setzte einen Blick auf, den ich gut kannte. Sie war wütend.

»Wie ich sehe, sind die Kinder schon behandelt worden, und alle Zähne sind wieder da, wo sie hingehören«, sagte die Direktorin, nachdem wir uns gesetzt hatten. »Sehr gut.«

Dem Gespräch, das sich daraufhin zwischen den Erwachsenen entspann, konnte ich nur teilweise folgen, weil ich mir zwischendurch die Ohren zuhielt. Es waren einfach zu viele Stimmen, und alle waren so laut. Nur Bruchteile drangen zu mir durch. »Wo war denn die Aufsicht, die so etwas doch eigentlich verhindern sollte?«, hörte ich meine Mutter fragen.

Und dann von Timos Mutter: »Wichtig ist nur, dass die Rechnung meines Sohnes bezahlt wird.«

Irgendwann driftete ich völlig ab und befand mich in meiner eigenen Welt. Während die Erwachsenen diskutierten, dachte ich über das Wort »Gerechtigkeit« nach, mit dem ich in meinem Leben so oft gehadert hatte. Was bedeutete Gerechtigkeit eigentlich? Wer entschied, was gerecht war und was nicht? War Gerechtigkeit ein Grund, aus dem man eine Tat, die eigentlich grausam war, gutheißen konnte? *Anders* findet Gerechtigkeit oft wichtiger als humane Grundsätze. Das hat mein Verhalten in der Vergangenheit oft beeinflusst und mir dadurch Probleme bereitet. War es gerecht, sich zu wehren? Oder musste man sich immer alles gefallen lassen? War Angriff nicht manchmal die bessere Verteidigung? Es war unmöglich für mich, all diese Aspekte zu beurteilen – das ist es heute noch. Ich finde, je älter man wird, desto schwerer sind diese Fragen zu beantworten. Je älter man wird und je besser man die Welt kennt, desto mehr wird einem klar, dass »Gerechtigkeit« nur ein Wort ist. Mehr nicht. Ich finde, es ist ein schönes Gefühl zu wissen, dass man das Richtige getan hat. Doch wann etwas »richtig« war – das war Ansichtssache. Trotzdem ist es wichtig, sich diese Frage hin und wieder zu stellen. Wir können an ihr wachsen. Auch wenn wir keine eindeutigen Antworten finden. Das müssen wir aber auch gar nicht.

Als ich langsam wieder aus meinen Gedanken auftauchte, hatte die Stimmung sich etwas beruhigt. Meine Mutter hatte es geschafft, Timos Mutter auf ihre Seite zu ziehen und die Schule für das Geschehene verantwortlich zu machen. Eine schlaue Taktik, trotzdem wusste ich nicht, was ich davon halten sollte. Für mich war klar, wer der Schuldige war, und Timos Mutter war mir außerdem komplett unsympathisch. Wie konnte meine Mutter all diese Tatsachen so einfach ignorieren? Mich erstaunte das.

»Nun, dann muss das wohl oder übel über unsere Anwälte laufen«, sagte Frau Schrader schließlich. »Schade, dass das alles so gekommen ist, und es tut uns als Schule natürlich leid.«

Als das Gespräch zu Ende war und wir vom Tisch aufgestanden waren, gab meine Mutter mir einen kleinen Stupser in die Seite.

»Hm?« Ich verstand nicht, was sie von mir wollte, und schaute sie verständnislos an.

»Entschuldige dich jetzt bitte aufrichtig bei allen Beteiligten«, flüsterte sie mir schließlich ins Ohr.

»Aber es hat sich doch gar keiner bei mir entschuldigt!«, flüsterte ich zurück.

Meine Mutter schaute mich wütend an, und ich gab klein bei. Zu Timo gewandt, sagte ich: »Entschuldigung, dass ich dir vier Zähne ausgetreten habe ... Das hat sicher wehgetan.« Ich schaute ihm direkt in die Augen. »Ich werde so was in Zukunft nicht mehr machen. Nie mehr!« Der letzte Teil war ehrlich gemeint.

»Blöde Kuh«, gab er nur zurück. Zum Glück hatten das auch seine Eltern gehört.

»Sag mal, junger Mann, was sind denn das für Beleidigungen?«, schnauzte seine Mutter ihn an. »Entschuldige dich ebenfalls bei Veronique!«

Timo stampfte bockig auf den Boden und sagte nichts. Natürlich nicht. Während unsere Eltern sich noch angeregt miteinander unterhielten, machte ich Anstalten, in Richtung meines Klassenzimmers zu gehen.

»Hey, warte mal, Veronique, ich möchte noch kurz mit dir reden«, rief meine Mutter mir da hinterher. Timos Eltern hatten sich inzwischen verabschiedet, und ich drehte mich um.

»Was gibt's denn noch?«, fragte ich. »Ich möchte eigentlich nicht noch mehr vom Unterricht verpassen.« Nervös kippelte ich hin und her. Ich wollte einfach nur raus aus dieser Situation.

»Hör mal, ich und Timos Eltern werden die Schule anzeigen«, erklärte meine Mutter mit sanfter Stimme. »Und ich habe gerade noch mit deiner Direktorin vereinbart, dass du während der Pausen drinnen bleiben darfst. Das klingt doch toll, oder?«

Tatsächlich freute mich das – mit so einer guten Nachricht hatte ich heute nicht gerechnet. Hatte es erst so weit kommen müssen, damit ich endlich die Pausen im Schulhaus verbringen durfte? Viel wichtiger war jedoch, dass Mama keine Anzeige bekam. All meine Sorgen von jenem Morgen waren verflogen.

»Das ist aber noch nicht alles«, sagte meine Mutter. »Es gibt eine neue Schulpsychologin, die sich gern in den Pausen Zeit für dich nehmen würde.«

Der Begriff »Psychologin« sagte mir zu dieser Zeit noch nicht viel. Es interessierte mich auch nicht groß. Ich war nur froh, dass ich in den Pausen nicht mehr nach draußen musste. »Okay«, nickte ich. »Wann lerne ich sie kennen?«

»Gleich nächste Woche«, sagte meine Mutter. »So, und jetzt geh mal schön in den Unterricht, mein Schatz. Und denk dran«, fügte sie mit einem Lächeln hinzu, »lass dich nicht ärgern. Und wenn dich jemand angreift, rennst du zum Lehrer!«

Ich nickte alles ab, und meine Mutter gab mir zum Abschied noch einen Kuss auf die Stirn. Fröhlich rannte ich in Richtung Klassenzimmer.

Vertrauen

Es war noch früh am Morgen, und ich schaute müde aus meinem Zimmerfenster. Der Himmel war total klar. Keine Wolke, nur Sonnenschein. Ich liebte solches Wetter! Da bekam man gleich gute Laune.

Ich hüpfte zu meinem Kleiderschrank, machte ihn auf und ließ meinen Blick – wie so viele andere Mädchen das auch jeden Morgen tun – längere Zeit über meine Klamotten schweifen. Was sollte ich heute anziehen? Ich wühlte in ein paar Wäschestapeln herum, bis alles verstreut auf dem Boden lag. Schließlich entschied ich mich für eine kurze Radlerhose und ein grasgrünes T-Shirt mit einem Bären drauf. Perfekt. Diese Kleidung spiegelte exakt das Wetter wieder, das ich aus meinem Zimmerfenster sehen konnte.

Es hatte lange gedauert, bis meine Mutter sich damit abgefunden hatte, dass ich selbst entschied, was ich anziehen wollte. Immer wieder kam es zu Diskussionen darüber, was

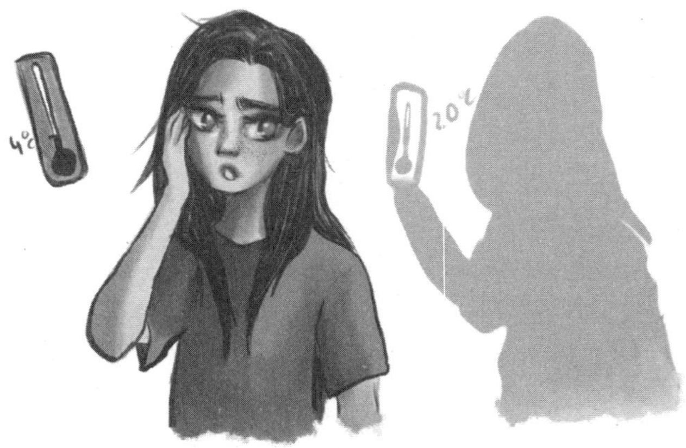

mich sehr nervte. Ich wollte meine eigenen Entscheidungen treffen. So war ich schon, seit ich im Kindergarten war. Ich konnte ein richtiger Dickkopf sein.

Auf dem Weg zur Schule fiel mir auf, dass ich eine Jacke hätte einpacken sollen. Es war schon ein wenig kühl. Aber jetzt war ich schon fast in der Schule angekommen, also kam Umdrehen nicht infrage. Als ich den Schulhof betrat, stutzte ich. Nanu? Wieso trugen denn alle Wintermäntel? Einige hatten sogar Mützen auf ihren Köpfen. Da sah ich auch schon ein paar Schüler*innen auf mich zulaufen, die laut lachten.

»Vero hat wohl Sommer?«, kicherte ein Mädchen aus meiner Klasse.

»Ist dir nicht kalt?«, warf ein anderes Kind mir entgegen.

Ich hielt kurz inne und spürte in mich hinein. Erst jetzt bemerkte ich die Gänsehaut auf meinen Oberschenkeln und an meinen Armen. Ja, das Wetter sah heute tatsächlich nach Sommer aus, aber es fühlte sich gar nicht so an. Wieso fiel mir das erst jetzt auf?

»Ähm, ich dachte halt, es ist etwas wärmer draußen«, erwiderte ich peinlich berührt.

Unter schallendem Gelächter rannten die anderen davon. Ich stand noch ein paar Minuten in der Kälte, die sich mittlerweile ihren Weg bis tief in meine Knochen gebahnt hatte, und dachte nach. Nach einer Weile bemerkte ich die Blicke, die auf mich gerichtet waren. Fast jeder auf dem Schulhof starrte mich an. War mein Outfit denn so eine Sensation? Ich war erleichtert, als die Schulglocke klingelte und ich endlich ins Klassenzimmer gehen konnte.

Auch Herr Reuter, bei dem wir in den ersten beiden Stunden Englisch hatten, konnte sich einen Spruch nicht verkneifen.

»Schön, dass du den Sommer in die Schule holst, Veronique«, schmunzelte er, während er das Englischbuch aufschlug.

Leider war es nichts Neues, dass ich das Wetter falsch einschätzte. Einmal war ich im dicken Wintermantel zur Schule gegangen, obwohl draußen 25 Grad waren. Es dauerte oft eine Weile, bis ich die Kälte spürte. Genauso war es leider auch mit der Hitze. Ich nahm die Dinge manchmal eben einfach anders wahr als die Menschen um mich herum. Das ist auch heute noch so. Ich verspüre dann immer den Hauch einer übernatürlichen Superkraft, wenn sich mein Empfinden mal wieder von dem meiner Umwelt unterscheidet. Geredet habe ich darüber früher mit niemandem. Das war mein Geheimnis, da ich vermutete, man würde mich nur auslachen, wenn ich darüber sprach. Nur mein Teddybär wusste davon.

»Hey, Veronique, gleich lernst du unsere neue Schulpsychologin kennen«, sagte Herr Reuter zu mir, kurz bevor es zur Pause klingelte. »Du musst also nicht nach draußen, sondern kannst einfach zu ihr ins Büro gehen.«

»Okay, super. Wo muss ich hin?«, fragte ich.

»Du kannst einfach mit mir mitkommen, ich bring dich hin.«

Meine Mitschüler*innen zeigten zum Glück nicht viel Interesse an unserem Gespräch. Das erleichterte mich. Ich schaute mich in der Klasse nach Timo um, aber er war nicht da. Vermutlich war er noch krankgeschrieben. In unserer Klasse hatte keiner über den Vorfall gesprochen. Es wirkte fast so, als hätte jemand meine Klassenkameraden ermahnt, sich nicht mit mir darüber zu unterhalten. Oder hatten die anderen nun etwa Angst vor mir? Ach, irgendwie war mir das auch egal. Sollten sie doch Angst haben – immerhin hatte ich dann meine Ruhe.

Das Pausenklingeln riss mich aus meinen Gedanken. »Wollen wir?« Ich schaute nach oben und sah Herrn Reuter, der schon an meinem Pult stand. Ich war mal wieder total abgedriftet. Schnell packte ich meine Sachen zusammen und folgte Herrn Reuter den breiten Schulflur entlang in Richtung des Direktorzimmers. Ich kannte diesen Weg mittlerweile in- und auswendig. Gleich neben dem Zimmer von Frau Schrader befand sich noch ein Raum, der jedoch nicht mit einem Schild versehen war. Man hätte also vermuten können, es sei nur ein Abstellraum oder so was Ähnliches. Tatsächlich war es aber das Zimmer der Schulpsychologin, wie sich jetzt herausstellte.

Die Tür öffnete sich, und eine kräftige Frau mit blonden Haaren trat heraus. Sie lächelte mir entgegen. »Hallo, du musst Veronique sein. Ich bin Frau Mendes, die Schulpsychologin, aber nenn mich gern Tanja.« Sie streckte mir ihre Hand entgegen.

Ich erwiderte die Geste und lächelte sie ebenfalls leicht an. »Hallo«, sagte ich. Diese Frau war mir auf den ersten Blick sympathisch. Sie machte einen richtig netten Eindruck.

Nachdem Herr Reuter sich verabschiedet hatte und in Richtung Lehrerzimmer davongehuscht war, folgte ich Tanja in das Zimmer ohne Namen. Im Inneren erwartete mich ein heller Raum mit vielen farbigen Details. Das Zimmer ähnelte ein bisschen einem Kindergarten. Ich war froh, nicht wieder in so einem komischen Erwachsenenbüro gelandet zu sein.

»Möchtest du etwas trinken, Liebes?«, fragte Tanja. »Ich kann dir Tee, Kakao oder Wasser anbieten. Und setz dich gern da auf den Stuhl.«

»Kakao, bitte«, antwortete ich, während ich mich hinsetzte.

Nachdem Tanja die Getränke auf den weißen Beistelltisch neben uns gestellt hatte, der viel zu klein für eine erwachsene

Frau wirkte, fing sie auch schon damit an, mir Fragen zu stellen. »Wie geht's dir denn heute, Veronique?«, wollte sie als Erstes wissen.

»Ganz gut – und selbst?« Zu jeder Antwort, die ich gab, machte Tanja sich ausführlich Notizen in einem kleinen Buch, das vor ihr lag. Ich dachte nicht weiter darüber nach, sondern nahm es einfach hin.

»Erzähl mal, Veronique«, fragte die Schulpsychologin als Nächstes, »wie ist es für dich so hier an der Schule?« Eine ganz schön große Frage, die sie mir da stellte.

»Hmm. Also ich finde den Unterricht sehr toll. Manchmal nervt es mich nur, dass es nicht schneller vorangeht mit dem Stoff. Manche der anderen Kinder sind nicht so schnell beim Denken.« Ich dachte kurz nach. »Und ich finde es gut, dass ich jetzt in den Pausen drinnen bleiben kann. Draußen auf dem Schulhof mag ich es nämlich nicht. Die anderen Kinder sind öfter blöd zu mir, aber ich finde sie ehrlich gesagt auch blöd. Und die Lehrer sind auch keine große Hilfe. Sie machen rein gar nichts, um zu verhindern, dass die anderen Schüler mich weiter ärgern.« Einfach alles prasselte in diesem Augenblick aus mir heraus. Ich mochte es zu reden. Und hier war endlich mal jemand, der mir zuhörte.

»Das klingt alles sehr anstrengend«, sagte Tanja.

»Ja. Ich habe das Gefühl, dass mich keiner versteht, aber ich weiß manchmal einfach nicht, wie ich erklären soll, was ich fühle.« Bei diesem letzten Satz fing ich fast an zu weinen. Ich hatte Vertrauen in Tanja gefasst und konnte ihr meine Gefühle offen zeigen.

»Hey, Liebes, ich habe eine super Idee«, sagte die Schulpsychologin. »Was hältst du von einem Tagebuch, in das du schreiben kannst? So etwas kann dabei helfen, Gedanken und Gefühle rauszulassen.«

Ich bekam ganz große Augen. »Tagebuch? So was habe ich noch nie gehabt.«

»Ich kann dir bis morgen eines besorgen, und dann könntest du die Pausen dazu nutzen, um ein wenig reinzuschreiben. Natürlich bleibt alles unter uns, und du kannst entscheiden, ob ich ein paar Seiten aus deinem Tagebuch lesen darf oder nicht.« Sie lächelte mir wieder zu.

»Darf ich auch reinmalen?«, fragte ich. Ich freute mich riesig und konnte den nächsten Tag kaum erwarten.

»Natürlich! Du darfst mit dem Buch alles machen, was du möchtest. Es ist nämlich *dein* Buch.«

Mein Buch – was für eine tolle Idee!

Tatsächlich brachte mir Tanja am nächsten Tag ein Tagebuch mit. Es hatte komplett weiße Seiten und war viel dicker, als ich es mir vorgestellt hatte. Ich hatte dafür heute sogar extra ein paar Buntstifte mehr als sonst mit in die Schule geschleppt. Während der Pause schrieb und malte ich ganz viele Dinge, die mich glücklich machten, auf die weißen Seiten. Mein Zimmer, meine Buntstifte, meinen Teddy. Über die Schule allerdings schrieb oder malte ich nichts. Das ging auch in den nächsten Tagen so weiter. Ab und zu zeigte ich Tanja, was ich geschrieben und gemalt hatte, und sie fragte mich dann, ob ich nicht etwas über meine Probleme in der Schule schreiben wolle. Doch ich lehnte immer ab.

Nach ein paar Wochen fragte sie mich erneut. »Hey, Veronique, du hast doch letztens wieder Streit mit einem Mädchen aus deiner Klasse gehabt. Das habe ich von Herrn Reuter gehört. Möchtest du mit mir darüber reden oder vielleicht etwas dazu in dein Buch schreiben?« Sie lächelte mich an, so wie immer.

»Hmm. Was soll ich denn dazu schreiben?« Ich wusste nicht genau, was Tanja von mir wollte. »Sie hat mich halt beleidigt und mich an den Haaren gezogen, da hab ich ihr auf die Nase geboxt. Dann war Ruhe. Wieso soll ich denn über so was schreiben?«

»Du könntest dir darüber Gedanken machen, wie du besser mit solchen Situationen umgehen kannst«, schlug Tanja vor. »Gewalt ist keine Lösung. Stattdessen könntest du das Mädchen ignorieren oder es sofort einem Lehrer melden.«

»Wenn ich es einem Lehrer melde, dann tun die Schüler so, als ob nichts passiert wäre, oder sie fangen an, Lügen zu erzählen ... Denkst du, ich hätte das nicht schon versucht?«

Die Schulpsychologin machte sich wieder ein paar Notizen, während ich weiter an einem Pferd malte, das auf einer Wiese stand und Gras fraß. Doch in meinem Kopf wirbelten Gedanken umher, die mich nicht mehr loslassen wollten. Was konnte ich tun, um nicht zurückzuschlagen? Gab es da wirklich keine bessere Lösung? Natürlich hasste ich Gewalt, aber ich hatte in den letzten Jahren gelernt, dass sie ein guter Weg war, um mich zu verteidigen und sicherzustellen, dass die Person, die mich ärgerte, eine Strafe erhielt. Eine *echte* Strafe und nicht nur das Abschreiben der Hausordnung. Das fand ich nämlich ungerecht, und ich hasste Ungerechtigkeit! Wenn mich etwas wütend machte, dann war es, wenn jemand ungerecht behandelt wurde.

Ich hatte in der Vergangenheit schon so vieles probiert, um Gewalt zu vermeiden. Ich hatte meine Mitschüler*innen gefragt, wieso sie mich beleidigten. Ich wollte ehrlich herausfinden, warum sie mich ärgerten, was ich falsch gemacht hatte, doch keiner gab mir eine konstruktive Antwort. Ich bekam immer nur zu hören, dass ich komisch, anders oder dumm sei. Was sollte ich mit solchen Aussagen anfangen? Wie sollte ich damit umgehen? Ich war nicht dumm. Ich war doch gut in der Schule! Einmal war ich nach einer Klassenarbeit zu einer Schülerin aus meiner Klasse hingegangen und hatte ihr meine gute Note gezeigt. Danach meinte sie dennoch, ich sei dumm. Es war so frustrierend. Wieso verstand mich denn keiner?

An diesem Tag schrieb ich all diese Gedanken zum ersten Mal in mein Tagebuch. Als ich es Tanja am Ende der Pause zurückgab, damit sie es sicher verstauen konnte, verbot ich ihr, sich den heutigen Text anzuschauen. Sie war einverstanden und lächelte mir bestätigend zu. Ich lächelte zurück, denn ich vertraute ihr und war mir sicher, dass sie ehrlich zu mir war und es gut mit mir meinte.

Missverständnis

Ich stand am Rand des Simses und hielt mich am Geländer hinter mir fest. Vor mir ging es runter bis zur unteren Etage des Schulflurs. Mindestens drei Meter blickte ich hinab. Mein Gesicht war tränenüberströmt und mein Blick unscharf. Alle Muskeln in meinem Körper waren angespannt – ich war bereit zu springen. Und ich wollte es auch. Ich konnte diesen Mist einfach nicht mehr ertragen.

Eine halbe Stunde vorher: Wir saßen im Kunstunterricht, und ich malte mit Wasserfarben ein Kaninchen. Wieder mal kamen von hinten ein paar blöde Kommentare: »Baaah, schau mal, das Virus da vorn.« – »Iiih, hat die fettige Haare, wäscht die sich nicht?« – »Pass auf, sie ist ansteckend!«

Ich versuchte, diese fiesen Sprüche einfach zu ignorieren. Meine Haare hatte ich erst gestern gewaschen, sie konnten also einen Tag später noch gar nicht fettig sein. Krank war ich auch nicht, also hatte ich auch kein Virus. Wie immer versuchte ich zu verstehen, warum die Leute diese Sachen zu mir sagten. Das meiste davon war total unlogisch. Ich begriff es einfach nicht.

Eine der fiesesten Lästertanten heute war Melissa. Mit ihr hatte ich schon öfter Stress gehabt. Sie war nicht nur zu mir vorlaut, sondern hatte auch den Lehrer*innen gegenüber ein loses Mundwerk, wie meine Oma das ausdrücken würde. Melissa hatte mich schon mindestens achtmal im Gesicht gekratzt, und ich hatte aufgehört zu zählen, wie oft sie mich schon im Vorbeilaufen geschubst hatte. Sie war einfach nur ätzend, und ich verstand nicht, wieso sie so viel Energie investierte, um andere Menschen schlecht zu behandeln. Das war doch Zeitverschwendung. Ich hatte mich sogar zweimal außerhalb der Schule mit ihr getroffen, um mich mit ihr anzufreunden, in der Hoffnung, dass wir dann besser klarkommen würden. Doch sie war nicht daran interessiert, meine Freundin zu sein. Sie wollte einfach nur gemein sein, und mir blieb nichts anderes übrig, als sie weiterhin so gut wie möglich zu ignorieren.

»Hey, Leute, wollt ihr mal was Witziges sehen?«, hörte ich sie nun von hinten rufen. Herr Reuter war gerade mit ein paar Schüler*innen auf der anderen Seite des Klassenzimmers beschäftigt. Ich hörte, wie sich mir Schritte von hinten näherten, doch ich versuchte weiterhin, mich auf das Blatt vor mir zu konzentrieren. Ich hatte mir so fest vorgenommen, nicht wieder gewalttätig zu werden.

Auf einmal hörte ich das Schnippen einer Schere. Eine dicke Strähne meines hüftlangen Haares fiel zu Boden.

»Oha, du hast es wirklich gemacht!«, schrie ein anderes Mädchen aus unserer Klasse.

Einen Moment lang starrte ich geschockt auf das rote Haar auf dem Boden, dann fasste ich mir reflexartig an die Stelle im Haar, wo Melissa die Schere angesetzt hatte. Es war nicht nur eine kleine Strähne, die sie abgeschnitten hatte, es war fast die Hälfte meines Haares, zumindest auf der einen Seite. Ich schrie laut auf und fing an, bitterlich zu weinen. Unter Tränen sammelte ich meine Haare auf. Dann

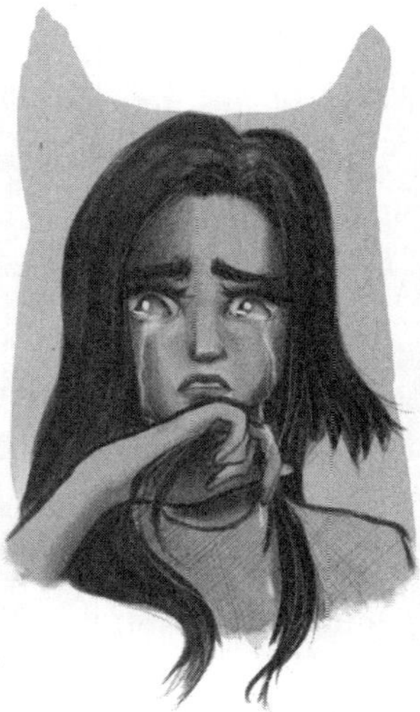

drehte ich mich um und schaute Melissa so böse an, wie ich nur konnte. Sofort merkte ich, wie die Angst sie packte. Sie ließ abrupt die Schere fallen und rannte aus dem Klassenzimmer. Noch bevor Herr Reuter überhaupt realisiert hatte, was gerade passiert war, sprintete ich ihr hinterher. Adrenalin pumpte durch meinen Körper und trieb mich an. Ich war fest entschlossen, Melissa jedes einzelne ihrer Haare auszurupfen, genauso wie in dem Kinderbuch *Die kleine Hexe*. Melissa hatte zwar kurze Haare, aber sie würde sicherlich genauso bitterlich weinen wie ich.

Mein Haar war mir heilig. Ich hatte es bewusst wachsen lassen, bis es Hüftlänge erreicht hatte, und ich war sehr stolz auf meine dicke Mähne. Melissa hatte mir etwas Wertvolles genommen. Ich konnte das nicht einfach so hinnehmen. In diesem Moment verlor ich komplett die Kontrolle. Während ich Melissa auf dem Schulflur hinterherrannte, fühlte ich mich wie ein Raubtier auf der Jagd nach seiner Beute. Ich wollte Vergeltung.

Melissa rannte Richtung Treppenhaus, und obwohl ich immer gute Leistungen im Sportunterricht hatte, war mir klar, dass sie einen gewaltigen Vorsprung hatte. Im nächsten Moment sprintete sie auch schon die Treppen hinunter. Ich schaute über das Geländer ins Erdgeschoss, wo sie gleich herauskommen musste. Moment – das Geländer! Natürlich! Der Schulflur im ersten Stockwerk war nur durch ein Geländer vom Erdgeschoss getrennt, der komplette Eingangsbereich im unteren Stockwerk war von hier zu sehen. Ohne groß nachzudenken und trotz meiner Höhenangst entschied ich, dass ich springen musste, wenn ich Melissa noch erwischen wollte. Damit würde sie garantiert nicht rechnen! Fest entschlossen kletterte ich über das Geländer. Mein einziger Gedanke in diesem Moment war, dass ich Melissa unbedingt schnappen musste. Alles andere wie zum Beispiel die Tatsache, dass es unter mir mindestens drei Meter in die Tiefe ging, wurde von *Anders* ausgeblendet. Konzentriert schaute ich nach unten in Richtung Treppenhaus. In ungefähr zehn Sekunden würde Melissa genau unter mir auftauchen. Dann würde ich meine Chance nutzen und direkt auf sie drauf springen. Fünf ... vier ... drei ... zwei ...

»Aaah, das Kind will sich umbringen!« Eine schrille Stimme riss mich aus meinem Wahn. »Hilfeee!« Jemand packte mich von hinten und zog mich gewaltsam über das Geländer. »Was soll das denn? Hilfe!«

Ich schaute mich überrascht um und erblickte Tanja, die Schulpsychologin, die weinend vor mir kniete. Was hatte sie denn? Wieso sagte sie, dass ein Kind sich umbringen wollte? Wer denn? Mit einem Mal kamen fast alle Lehrer*innen angerannt, die an der Schule unterrichteten. Darunter auch Herr Reuter und Frau Schrader, die Schuldirektorin. Ich verstand gar nichts mehr.

»Veronique wollte über das Geländer springen und sich umbringen!«, schrie Tanja. »Ich hab es genau gesehen. Zum Glück konnte ich sie aufhalten!«

Alle starrten mich an – in diesem Moment hielt *Anders* mir die Ohren zu. Von da an hörte ich nur noch dumpfe Geräusche. Ich schloss die Augen in der Hoffnung, dass sich dadurch komplette Stille einstellen würde. Doch obwohl jetzt alles dunkel war, hörte ich immer noch mein Herz, wie es aufgeregt pochte. In diesem Augenblick holte mich die Erkenntnis ein: Mein Haar war ruiniert! Jetzt müsste ich zum Friseur und mir auch den Rest abschneiden lassen. Es würde Jahre dauern, bis es nachgewachsen war.

Eine Hand an meiner Schulter riss mich aus meinen Gedanken. Verwirrt öffnete ich die Augen. Vor mir stand Herr Reuter. »Deine Mama kommt gleich und holt dich ab«, sagte er mit zittriger Stimme. »Es tut mir leid, dass ich nicht gesehen habe, wie Melissa dir die Haare abgeschnitten hat. Sie wird auf jeden Fall eine Strafe erhalten.« Er hielt kurz inne, so als wüsste er nicht, was er als Nächstes sagen sollte. »Hast du Lust auf ein Getränk?«, fragte er dann. »Kakao magst du doch so gern.«

Durch den Tränenschleier auf meinem Gesicht sah ich alles verschwommen, und ich brachte kein einziges Wort heraus. Irgendwie schaffte ich es jedoch zu nicken. Ich folgte Herrn Reuter in Richtung Direktorzimmer und bemerkte erst jetzt, dass bereits Pause war und viele Kinder draußen auf dem Schulhof spielten. Ihr Toben klang so laut in meinen Ohren, als stünde ich direkt neben ihnen. In diesem Moment hatte ich das Gefühl, ganz vieles um mich herum auf einmal wahrzunehmen. Alles war so intensiv. Auch meinen Körper spürte ich sehr bewusst. Jeden Schritt, jeden Atemzug. Ich hörte Herrn Reuters Schritte über den Schulflur hallen, und ich hörte, wie meine Mitschüler*innen draußen schrien. Es kam mir vor, als hätten all diese Geräusche dieselbe Lautstärke, obwohl ich wusste, dass das nicht stimmen konnte.

Auch in meinem Inneren spielt sich in diesem Moment unendlich viel ab. Ich hatte Tausende Gedanken gleichzeitig, und mein Kopf fühlte sich an wie ein Computer, der auf Hochtouren arbeitete. Trotzdem war meine Erinnerung an das gerade Geschehene verschwommen. *Anders* hatte sie ausgelöscht. Er hatte mich auch vergessen lassen, was Tanja gesagt hatte.

»Hey, mein Schatz. Alles okay mit dir?« Ich öffnete die Augen und sah in das Gesicht meiner Mutter. Keine Sekunde später klappte ich komplett zusammen und landete in ihren Armen. Ich kniete auf dem Boden und weinte, während sie mich fest an sich drückte.

»Sie hat meine Haare abgeschnitten!«, schrie ich laut auf. »Sie hat mir einfach meine Haare abgeschnitten!«

Meine Mutter führte mich in das mittlerweile schon viel zu vertraute Zimmer der Direktorin. Ich war es langsam leid, immer wieder in diesem spießigen Büro sitzen zu müssen.

»Ich will nach Hause!«, jammerte ich, aber meine Mutter schüttelte sachte den Kopf.

Als die Direktorin den Raum betrat, wandte sie sich sofort an mich. »Es tut mir sehr leid, dass wir nicht besser aufgepasst haben«, sagte sie. »Melissa wird auf jeden Fall eine ordentliche Strafe für das bekommen, was sie gemacht hat! Ihre Eltern sind bereits verständigt.«

»Wow! Und was für eine Strafe soll das sein? Schneiden Sie ihr jetzt eine Glatze? Oder verunstalten ihr ebenfalls die Haare?« Ich rastete in diesem Moment komplett aus. Es war mir egal, was die Menschen um mich herum von mir dachten. »Was für eine Strafe soll für so was denn angemessen sein?!« Was hatte ich denn davon, wenn Melissa bestraft wurde? Dadurch bekam ich meine Haare ja auch nicht wieder.

»Am besten, wir reden noch mal mit Veronique, wenn sie sich ein wenig beruhigt hat«, sagte Frau Schrader an meine Mutter gerichtet. Dann räusperte sie sich und fuhr fort: »Ich muss allerdings noch mit Ihnen unter vier Augen über diesen Vorfall sprechen.«

Die beiden verließen für einige Minuten das Büro. Als meine Mutter zurückkam, hatte sie Tränen in den Augen und umarmte mich sehr fest. Sie streichelte über meinen Kopf. »Es wird alles gut«, hauchte sie mir ins Ohr. »Alles wird wieder gut werden, hörst du! Wir kriegen das hin.«

»Okay, Mama.« Ich ging davon aus, dass sie meine Haare meinte.

»Und deine Haare bekommen wir auch wieder hin«, sagte sie dann. »Wir können dir einen Stufenschnitt schneiden lassen, dann fällt das gar nicht mehr auf. Und es wird total modern aussehen, glaub mir!«

Sie hielt mich noch lange im Arm. Mir kam das alles etwas komisch vor. Was meinte sie denn mit »und deine Haare«? Was sollten wir denn sonst noch alles hinkriegen? Und warum war sie so emotional? So kannte ich meine Mama gar nicht.

Als wir im Auto saßen und uns auf den Weg nach Hause machten, weinte meine Mutter immer noch.

»Wieso weinst du denn noch, Mama?«, wollte ich wissen. »Du hast doch gesagt, dass wir meine Haare retten können. Das ist doch besser als erwartet.«

Meine Mutter schwieg einen Moment lang, dann sagte sie mit ernster Stimme: »Deine Schulpsychologin Tanja hat mir etwas Schlimmes erzählt ... Sie hat gesagt, du wolltest vom Geländer springen. Stimmt das?«

»Ach so, das. Ja, das stimmt«, sagte ich schulterzuckend. »Ich war nicht schnell genug, um Melissa zu schnappen. Das war mein letzter Ausweg.«

Meine Mutter schluchzte laut. »Wolltest du sterben? Wieso machst du so was?«

Ich starrte sie entsetzt an. »Was? Wer sagt, dass ich sterben will?« Auf einmal erinnerte ich mich wieder an die Worte, die Tanja geschrien hatte, als sie mich vom Geländer zurückgezogen hatte. Sie hatte gesagt, ein Kind wolle sich umbringen. Erst jetzt kapierte ich, dass sie damit mich gemeint hatte. So ein Schwachsinn! Ich hatte doch nur Melissa erwischen wollen.

»Hör zu, Kleine«, sagte meine Mutter nun. Sie wandte ihren Blick von der Straße ab und schaute mich durchdringend an. »Morgen früh gehen wir beide zu einem anderen Psychologen. Das, was du heute gemacht hast, ist sehr gefährlich, und wir müssen so etwas in Zukunft verhindern. Ich will dich nicht verlieren. Du musst verstehen, dass das, was heute passiert ist, Folgen haben wird.«

Ich erstarrte. »Was für Folgen? Wird Melissa jetzt von der Schule geschmissen? Das wäre doch super!«

Meine Mutter schüttelte den Kopf. »Nein. Du wirst von der Schule geschmissen.«

Wir waren mittlerweile vor unserem Haus angekommen, und ich konnte nicht glauben, was ich gerade gehört hatte. Entsetzt starrte ich meine Mutter an.

»Die Direktorin hat gesagt, dass sie dich unter solchen Umständen nicht weiter unterrichten können«, erklärte sie. »Ich könnte jetzt klagen, aber was hilft das? Der einzige Weg ist nun, das Jugendamt einzuschalten. Wir brauchen Hilfe.«

Ich verstand von vorn bis hinten nicht, was meine Mutter mir gerade erzählt hatte. Klar, ich war ja auch erst neun Jahre alt, da kann man noch nicht das komplette Ausmaß einer solchen Situation erfassen. Ich wusste, dass ich mich nicht hatte umbringen wollen – aber wie sollte ich das meinen Eltern und den anderen Erwachsenen erklären? Das alles war – mal wieder – die Schuld von *Anders*.

Hochbegabt

»Was siehst du auf diesem Bild, Veronique?«

»Eine Fee mit zwei Blumen in den Händen. Die Blumen wirken viel zu schwer für sie«, erwiderte ich nachdenklich.

»Merk dir nun die Zahlen 1, 9, 0, 4, 8, 5, 7, 2, 6, 1, 9, 3, 7, 5, 4, 0, 5, 0, 6, 0, 1, 7, 3, 7, 3 und schreib sie in 15 Minuten auf diesen Zettel, und zwar in der richtigen Reihenfolge.«

15 Minuten vergingen, und ich notierte alle Ziffern korrekt auf dem Papier. Das war nicht wirklich schwer für mich.

»Super! Wusstest du, dass sich nicht viele Menschen 25 Zahlen in solch kurzer Zeit so gut merken können? Nicht mal die meisten Erwachsenen sind dazu in der Lage. Das ist auf jeden Fall eine besondere Gabe, die du da hast.«

Die Psychologin, die mir gegenübersaß, schaute mich begeistert an, doch ihre Begeisterung sprang nicht auf mich über. »Ich kann Ihnen auch noch ein paar Gedichte aufsagen, die wir mal in der Schule auswendig lernen mussten, wenn Sie wollen«, bot ich an. »Die sind alle noch in meinem Kopf.« Na gut, ein wenig stolz war ich schon darauf, dass ich ein so gutes Gedächtnis hatte. Aber dann fiel mir wieder ein, dass es in der Schule ja auch öfter mal vorkam, dass ich auf einmal Antworten wie aus dem Nichts vergaß. Das versetzte meinem Stolz einen Dämpfer, und ich meinte sofort: »Aber so gut ist mein Gedächtnis auch nicht.«

Die Psychologin lächelte. »Lass uns mal zurück nach unten gehen«, sagte sie. »Die Sitzung ist vorbei.«

Es war das dritte Mal, dass ich zu einer dieser »Sitzungen« gekommen war. Zurück in die Schule war ich nach dem Vorfall am Geländer nicht gegangen. Meine Mutter hatte gesagt, dass wir erst eine neue Schule für mich finden mussten. Wieder mal hieß es also: neu anfangen.

Noch am gleichen Tag, an dem Melissa mir die Haare verunstaltet hatte, hatte meine Mutter mir einen Stufenschnitt geschnitten. Es sah tatsächlich gut aus – meine Haare waren gerettet! Ich musste nicht mal viel an Länge einbüßen. Trotzdem waren die nächsten Tage echt blöd für mich. Da ich nicht zurück in meine alte Schule konnte, hatte ich Angst, zu viel Schulstoff zu verpassen. Eine neue Schule fand sich ja nicht von jetzt auf gleich. Andererseits freute ich mich auch ein wenig darüber, dass ich nun so viel Freizeit hatte und nicht mehr an diesen schrecklichen Ort zurückmusste. Das war aber auch schon der einzige Trost.

»Hey, Veronique, wir haben morgen früh einen Termin beim Jugendamt bekommen«, sagte meine Mutter im Auto auf dem Weg zurück nach Hause. Ihre Stimme klang hoffnungsvoll. »Dann finden wir sicher auch bald eine neue Grundschule für dich. Hier in der Gegend haben wir zum Glück noch ein paar Schulen zur Auswahl.«

Am nächsten Tag standen wir nun also vor dem »Jugendamt«, von dem ich in den letzten Wochen so viel gehört hatte. Das Gebäude machte auf mich einen eher schäbigen Eindruck. Es war grau und ganz aus Beton gebaut. Noch dazu war der Himmel heute ebenfalls grau, was das Ganze noch bedrückender machte.

Nachdem wir das Jugendamt betreten hatten, stiegen wir in einen viel zu kleinen Aufzug, der aussah, als hätte er seine besten Tage schon längst hinter sich. Während der gesamten fünf

Etagen, die wir nach oben fuhren, dachte ich unaufhörlich daran, wie es sich wohl anfühlen musste, mit dem Fahrstuhl abzustürzen. Ich überlegte mir sogar, wo ich mich festhalten könnte, sollte es tatsächlich dazu kommen. Ganz schön komische Gedanken – aber es war ja auch eine komische Situation.

Im richtigen Stockwerk angekommen, wurden wir von einer jungen, zierlich gebauten Frau empfangen, die sehr sympathisch wirkte.

»Hallo, ich bin Frau Löwenzahn«, sagte sie und gab uns beiden die Hand. »Wir hatten telefoniert.«

»Guten Tag, ich bin Frau Kouchev, und das ist meine Tochter Veronique«, erwiderte meine Mutter.

Frau Löwenzahn schaute mich lächelnd an, und ich erwiderte das Lächeln. »Hallo, Frau Löwenzahn«, sagte ich.

Gemeinsam betraten wir einen der sogenannten Besprechungsräume im Jugendamt, die ähnlich aussahen wie das Direktorzimmer in meiner alten Schule. Doch anders als das Büro von Frau Schrader kam mir dieser Raum hier freundlicher vor. Ob das nun an der Sonne lag, die mittlerweile zwischen den Wolken hervorguckte und mitten in den Raum schien, oder einfach nur daran, dass Frau Löwenzahn einen sympathischen Eindruck machte, konnte ich nicht sagen.

»Such dir gern einen Platz aus, wo du sitzen möchtest, Veronique«, bot mir Frau Löwenzahn an.

Ich wählte den Platz in der Ecke, sicher eingeschlossen von zwei Wänden. Obwohl in dieser Situation bestimmt niemand von hinten *Anders* alarmieren würde, wollte ich dennoch sicher sein. Das nennt man wohl Gewohnheit.

Das Gespräch begann, wie ich es schon gewohnt war: »Wie geht es dir, Veronique?«

»Es geht so«, antwortete ich. »Ich würde gern bald wieder in die Schule gehen, sonst kann ich doch gar nichts lernen.«

»Ich finde es toll, dass du wieder zur Schule gehen möchtest, obwohl dir so viel Schlimmes passiert ist«, sagte Frau Löwenzahn. »Das ist beachtlich, und nicht jedes Kind ist dazu bereit. Wir haben uns auch schon darum gekümmert, dass du bald wieder einen Platz in einer Schule bekommst. Du kannst dort in einem Monat anfangen. Ich weiß, dass es hart für dich ist, dass du schon wieder in eine neue Schule musst, aber vielleicht ist es auch besser so.«

»Ich habe mich schon damit abgefunden, dass ich nicht mehr in die alte Schule zurückkann«, erklärte ich. »Das ist okay für mich. Aber ein Monat ist wirklich noch lange hin. Geht es nicht früher?«

»Leider nein. Ein plötzlicher Schulwechsel ist immer ein langes Prozedere. Leider.«

Ich musste das wohl irgendwie akzeptieren. Doch *Anders* machte es mir gerade nicht leicht. »Kann ich nicht einfach so schon hingehen?«, schlug ich vor. »Ich setze mich einfach unauffällig in die Ecke und …«

»Hör auf zu diskutieren, es geht einfach nicht früher«, unterbrach mich meine Mutter in einem harschen Ton. »Du bist nicht versichert, wenn du da jetzt hingehst. Wenn dir was passiert, dann müssen wir das bezahlen. So ist es nun mal. Freu dich doch, dass du ausschlafen kannst und etwas Freizeit hast.«

Ich verschränkte meine Arme und schaute empört weg.

»Ach, übrigens«, sagte Frau Löwenzahn jetzt zu meiner Mutter, »das psychologische Gutachten Ihrer Tochter wurde mir zugesendet. Was die Psychologin dabei herausgefunden hat, ist erstaunlich, Frau Kouchev.«

Erst jetzt fiel mir auf, dass ich dieses Mal nicht so viel erklären musste wie sonst. Frau Löwenzahn hatte mich weder nach dem Ereignis mit dem Geländer gefragt noch sonst irgendetwas wissen wollen. Endlich mal jemand, der mich nicht mit Fragen durchlöcherte! Ich atmete erleichtert aus.

»Veronique wurde auf ADHS und ADS getestet, außerdem wurde geprüft, ob sie suizidgefährdet ist«, fuhr Frau Löwenzahn fort. »Alle drei Tests sind negativ ausgefallen. Es wurde jedoch etwas anderes diagnostiziert.«

»Siehst du, Mama, ich habe dir doch gesagt, dass ich nicht sterben möchte! Wann glaubst du mir endlich?«

Meine Mutter ignorierte mich und wandte sich gespannt Frau Löwenzahn zu. »Was hat Veronique denn dann?«, fragte sie.

»Die Psychologin hat festgestellt, dass Veronique ein beachtliches Gedächtnis hat und dass ihr Kunstverständnis so weit fortgeschritten ist wie bei einer 21-Jährigen. Veronique ist hochbegabt.« Sie lächelte zuerst meine Mutter und dann mich an.

»Was heißt hochbegabt?«, fragte ich verwundert.

»Das bedeutet, dass du intelligenter bist als der durchschnittliche Mensch«, erklärte Frau Löwenzahn.

Ich fing an zu lachen. »Das kann nicht sein! Mich haben schon so viele als dumm bezeichnet. Und meine Noten sind auch nicht alles Einsen. Außerdem vergesse ich total oft die Antworten auf Fragen. Ich glaube, die Psychologin irrt sich.«

»Das mag alles sein«, sagte meine Mutter, »aber schau dir dein Umfeld an. Vermutlich kannst du dich in der Schule nicht so gut konzentrieren, weil so viele andere Kinder da sind. Intelligenz lässt sich nicht anhand von Noten bestimmen, Liebes, und sie hat nichts damit zu tun, ob man etwas vergisst oder nicht.«

Aber egal, was Frau Löwenzahn oder meine Mutter sagten – sie konnten mich nicht davon überzeugen, dass ich überdurchschnittlich schlau sein sollte. Ich blieb bei meiner Ansicht. Der Rest des Gesprächs verlief monoton und wenig aufregend. Es ging um altbekannte Fragen, wie: Wie geht es nun weiter? Wann ist der nächste Termin? Was kann Veronique tun, um besser klarzukommen?

Als wir später im Auto saßen, schien meine Mutter erleichtert zu sein. Sie umarmte mich fest, und während ich sie zurückdrückte, hörte ich mir die gleichen Worte an, die ich schon so oft gehört hatte: »Jetzt wird bestimmt alles besser.«

Bereicherungen

Einige Monate waren vergangen, und ich hatte mich schon längst an meine neue Grundschule gewöhnt. Leider lief es auch hier nicht wirklich besser als an meiner alten Schule. Ich hatte genau die gleichen Probleme mit den Menschen um mich herum, nur dass es diesmal eben andere Menschen waren. Die neuen Lehrer*innen waren genauso überfordert mit mir wie die an meiner alten Schule. Aber was hatte ich mir denn schon erhofft?

Bereits am zweiten Tag nach dem Schulwechsel war es zu einer Auseinandersetzung mit einem Viertklässler gekommen, der mich willkürlich angepöbelt hatte. Mir so was einfach gefallen zu lassen, war leider immer noch nicht meine Stärke. In meinen Augen musste alles »gerecht« gehandhabt werden. Der Junge musste das zurückbekommen, was er mir angetan hatte. *Anders* wollte immer ganz genau abrechnen.

In den nächsten Wochen saß ich immer häufiger bei Frau Löwenzahn im Büro, bis sie schließlich den Entschluss fasste, dass eine Tagesgruppe eine gute Idee für mich sei. So eine Tagesgruppe war eine pädagogische Einrichtung, in der Kinder am Nachmittag nach Schulschluss betreut wurden. Sie richtete sich besonders an Kinder wie mich, die Probleme in der Schule oder zu Hause hatten und deshalb extra gefördert werden mussten. Ihre Entscheidung begründete Frau Löwenzahn ungefähr so: »In der Tagesgruppe kann Veronique mit anderen Kindern, denen es genauso geht wie ihr, lernen, wie man in sozialen Situationen miteinander umgeht. Außerdem gibt es ein super Tagesprogramm: Ausflüge, Basteln und so weiter. Sie haben da sogar eine Hausaufgabengruppe!«

Anfangs hatte ich mich echt darüber gefreut, in die Tagesgruppe gehen zu dürfen. Es gab dort jede Menge Spielzeug, darunter auch Brettspiele, die wir zu Hause nicht hatten, wie zum Beispiel »Das verrückte Labyrinth« oder »Jenga«. Außerdem fand ich die Aktivitäten toll, die wir alle gemeinsam unternahmen. Jede Woche machten wir Ausflüge zu aufregenden Orten, die ich bis dahin nicht gekannt hatte. Wir besuchten Kinderspielparks, reisten in nahe gelegene Städte oder fuhren zu Tierparks, die weiter entfernt waren. Am Anfang freundete ich mich sogar mit ein paar anderen Kindern aus der Tagesgruppe an. Leider verließen genau diese Kinder die Gruppe jedoch schon bald, da sie die Extrabetreuung nicht mehr nötig hatten. Schon bald darauf beschlich mich das Gefühl, dass die Kinder, die jetzt noch übrig waren, fast alle viel größere Probleme hatten als ich. Schon wieder fühlte ich mich wie eine Außenseiterin in der Gruppe – diesmal, weil es mir so vorkam, als ob ich die einzige »Normale« wäre.

Heute saßen wir alle am Esstisch zusammen, und jedes Kind musste mit Messer und Gabel essen, selbst wenn manche das nicht wollten. Ich persönlich fand es nicht so schlimm. Mir gegenüber saß Julian, eines der auffälligsten Kinder in der Tagesgruppe. Auffällig, da er fast jeden Tag mindestens ein- bis zweimal zum Nachsitzen in die Ecke draußen auf dem Flur geschickt wurde. Ihm musste das wohl gefallen, wieso sonst würde er es jeden Tag aufs Neue provozieren, dass man ihn herauswarf? Fast täglich ärgerte er grundlos andere Kinder, indem er sie kniff oder beleidigte. Auch wollte er sich in jedes Gespräch einmischen. Und das Wort »Teilen« war für ihn ebenfalls ein Fremdwort. Und als wäre das nicht schon genug, klaute er auch öfter Sachen von den anderen Kindern. Wie gesagt, die Liste mit Julians Auffälligkeiten war sehr lang. Wenn man dann mit ihm schimpfte, bekam er einen Ausraster und fing an rumzuschreien.

Das Mittagessen war noch nicht mal annähernd vorbei, und schon wieder wurde Julian aggressiv gegenüber einem anderen Kind.

»Hey, ich will, dass du aufhörst, mit der Gabel rumzuspielen, du dumme Nuss«, schrie er Mirco entgegen, der mir eigentlich relativ normal vorkam. Mit seiner Gabel gespielt hatte er auch nicht – jedenfalls war mir nichts aufgefallen.

»Halt mal die Schnauze, Julian«, keifte Mirco zurück. Er war einer von denen, die sich nichts gefallen ließen.

»Hört beide auf und esst in Ruhe zu Ende«, versuchte Frau Ester, unsere Pädagogin, zwischen den zwei Streithähnen zu schlichten. Leider hatte sie nicht so viel Durchsetzungsvermögen, so kam es mir zumindest vor. Sie war zwar total lieb, aber in meinen Augen sollte sie hier lieber etwas strenger mit den Kindern sein.

»Hey, hör auf mich zu treten, Julian!«, schrie Mirco jetzt über den Tisch hinweg und warf ein Stück Brokkoli in Julians Richtung. Er traf ihn tatsächlich mitten im Gesicht. Der Brokkoli war in Kräutersoße getunkt gewesen, die einen Fleck auf Julians Backe hinterließ. Alle fingen an zu lachen, nur ich blieb still. Ich wusste, es würde gleich richtig Stress geben. Vorsichtshalber kam *Anders* zum Vorschein und hielt mir die Ohren zu. Ich ging in Deckung, und keine Sekunde später schleuderte Julian seinen halb vollen Teller über den Tisch in Mircos Richtung. Ich war froh, nicht neben ihm zu sitzen, denn er und seine zwei Tischnachbarn bekamen einen Haufen gekochtes Gemüse und Soße ab. Der Teller fiel schließlich zu Boden und zerbrach.

Bevor Mirco reagieren konnte, hielt ihn Herr Kuffer fest. Er war der andere Pädagoge, der sich besser durchsetzen konnte als Frau Ester. »Jetzt ist Schluss!«, rief er. »Julian, du kommst mit! Mirco, du auch!« Mit der einen Hand hielt er Mirco fest, die andere hatte er um Julians Arm gelegt. Was für ein Stress! Gut, dass ich auf diese Situation vorbereitet gewesen war, sonst hätte sie mich völlig aus dem Konzept gebracht. Als das letzte Mal so etwas passiert war, hatte ich angefangen zu schreien und zu weinen. Es war eine heftige Panikattacke. Ich mochte es nicht, wenn es um mich herum überraschend laut wurde.

In Momenten wie diesen kam ich mir verglichen mit den anderen Kindern in der Tagesgruppe ziemlich normal vor. Das war aber auch nicht so schwer, fand ich. Davon abgesehen, hatte die neue Gestaltung meiner Nachmittage aber auch viele positive Seiten. Was mir an der Tagesgruppe zum Beispiel besonders gut gefiel, waren die routinierten Tagesabläufe, die wir hier hatten. Es gab liebevoll gestaltete Wochenpläne, auf denen vermerkt war, was uns in der kommenden Woche alles erwartete. So konnte ich mich auf besondere Aktivitäten freuen. Außerdem musste man jeden Tag, bevor man nach Hause gebracht wurde, gemeinsam mit einer Pädagogin eine Checkliste durchgehen, die so ähnlich wie ein Multiple-Choice-Test aufgebaut war. Es gab auch ein Punktesystem.

Ich konnte meist alles mit »Sehr gut« abhaken und durfte mir deswegen am Ende jedes Monats ein Spielzeug aus der

»Gutes-Verhalten«-Kiste aussuchen. Diese Belohnung sollte uns Kinder dazu anspornen, uns anständig zu verhalten. Ich machte aber auch so bei allem ganz brav mit, besonders weil ich mich so über die tollen Aktivitäten freute. Mittwochs war immer Schwimmtag, und oft ging es auch in den Tierpark. Außerdem gab es in der Tagesgruppe super Bastelutensilien.

Dank der Tagesgruppe konnte ich auch meine Liebe zu Pferden weiter vertiefen. Einmal besuchten wir nämlich alle gemeinsam einen Gnadenhof. Das war ein Ort, an dem kranke Tiere oder Tiere vom Bauernhof, die keiner mehr halten wollte, abgegeben werden konnten, um dort von Freiwilligen bis zu ihrem Tod versorgt zu werden. Wie eine Art Tierheim für Tiere vom Land, darunter Hühner, Gänse, Kühe, Schweine, aber – besonders wichtig! – auch Pferde. Ich wusste nicht, seit wann ich so vernarrt in Pferde war, aber sie waren zu der Zeit meine Lieblingstiere. Vielleicht fing das damals an, als mein Vater mir beibrachte, wie Pferde gemalt wurden. Es war das erste Tier, das ich jemals aufs Papier gebracht hatte. Damals war ich noch sehr klein. Meine große Schwester war auch ein Pferdefan, aber bei ihr hielt es sich in Grenzen. Wir hatten auch gar nicht das Geld, um für Reitunterricht zu bezahlen. Daher blieben wir beide stille Beobachterinnen.

Als wir mit der Tagesgruppe den Gnadenhof besuchten, war ich hin und weg. Sie hatten dort 14 Pferde, und wir durften sie alle streicheln. Als der Rest der Gruppe weiter zu den Kühen wollte, versuchte ich mich heimlich abzukapseln. Ich wollte unbedingt bei den Pferden bleiben. Und es gelang mir! Während ich weiter die wunderschönen Tiere bestaunte, kam ein älterer Mann zu mir und sprach mich an: »Hey, du. Wo ist denn deine Gruppe? Du stehst hier ja wie angewurzelt.«

»Ich möchte lieber hier bei den Pferden sein«, erklärte ich.

Plötzlich kam Frau Ester um die Ecke. »Veronique, wieso bist du nicht bei der Gruppe geblieben?«, fragte sie streng.

»Die Kleine wollte Pferde streicheln«, sagte der nette Mann. »Alles gut, ich hatte sie im Auge.« Dann wandte er sich an mich: »Hey, Kleine, wenn du willst, kannst du öfter herkommen. Manche Kinder helfen hier aus. Füttern die Tiere, misten die Ställe aus. Wenn einer zwei Jahre dabei ist, bekommt er sein eigenes Pflegepferd. Das kannst du dann immer besuchen und sogar reiten, wenn es noch reittauglich ist. Ansonsten kannst du es auf der Wiese führen.«

»Wow!« Ich machte große Augen und starrte erwartungsvoll zu Frau Ester.

»Sind Sie der Leiter des Gnadenhofs?«, fragte meine Betreuerin den Mann.

Er nickte. »Für Kinder, die sich selbst kein Pferd leisten können, ist das eine gute Chance. Es kostet nichts außer Zeit. Sag einfach mal deinen Eltern Bescheid, und dann kommt ihr gemeinsam vorbei. Alles Weitere lässt sich klären.«

Noch am selben Tag rief meine Mutter beim Gnadenhof an, um einen Termin zu vereinbaren. Aus diesem ersten Termin wurden regelmäßige Termine. Schon bald ging ich jeden Mittwoch und Samstag zum Gnadenhof. Meistens mistete ich die Pferdeställe aus. Andere würden sagen, dass das Drecksarbeit ist. Mein heutiges Ich sieht das ähnlich, aber damals habe ich es geliebt. Ordnung und Sauberkeit im Stall zu schaffen, bereitete mir große Freude.

Der Gnadenhof, die Tagesgruppe – beides waren Bereicherungen in meinem Leben, die mir meinen Alltag ein wenig erleichterten. Sie machten natürlich nicht die Probleme in der Schule wett, aber durch diese zwei Orte lernte ich die Welt um mich herum besser kennen. Und noch mehr: Ich lernte, mit Messer und Gabel zu essen!

Urlaub

Die Schulferien hatten angefangen, und meine Familie wollte nach Holland ans Meer fahren. Meine Mutter liebte das Meer über alles, und bei meinen Schwestern und mir war es genauso. Meine Oma war zwar traurig, dass ich die Ferien nicht wie sonst bei ihr verbrachte, doch als Familie waren wir nicht gerade reich, weshalb ein Urlaub in Holland schon etwas Besonderes war.

Das einzig Doofe an so einem Urlaub war, dass er immer auch viel Stress und Aufregung bedeutete. Ich empfand meine Familie als lustig, aber auch sehr chaotisch. Meine Mutter redete immer sehr laut, da sie mit alten Menschen arbeitete, die fast taub waren. Meine große Schwester Angie konnte manchmal sehr launisch und leicht reizbar sein. Wenn meine Mutter mit ihr diskutierte, flogen häufiger die Fetzen. Meine kleine Schwester war gerade erst drei Jahre alt, viel konnte ich über ihre Persönlichkeit also noch nicht sagen. Und mein Stiefvater Frank? Er war der Ruhepol der Familie. Ich hatte oft das Gefühl, dass ich mit ihm die angenehmsten Gespräche führen konnte. Natürlich redete ich auch gern mit meiner Mutter, aber wenn sie emotional wurde oder aufgebracht war, war es oft anstrengend. Und dann gab es ja auch noch mich, die sowieso viele Probleme im zwischenmenschlichen Bereich hatte.

In meiner Familie fühlte ich mich meistens wie ein Einsiedlerkrebs. Lustig, wenn man bedenkt, dass mein Sternzeichen tatsächlich Krebs ist. Meine zwei Schwestern und meine Mutter hingegen sind Löwen. Also quasi der Krebs in der Höhle des Löwen. Da kann sich ein Krebs zwar sicherlich gut tarnen, doch sobald er gefunden wird, sieht es schlecht aus. Dann bleibt ihm nichts übrig, als zuzuzwicken, um wenigstens für einen Moment in Ruhe gelassen zu werden. Wird der Krebs von einem Löwen attackiert, wird er schnell panisch.

»Sind wir bald da? Mir ist schlecht …«

»Reiß dich mal zusammen.« Meine Schwester Angie schaute genervt zu mir rüber. »Bitte nicht wieder ins Auto kotzen, Vero!«

»Ich mach das nicht mit Absicht«, verteidigte ich mich sofort.

Auch wenn ich nicht das engste Verhältnis zu meiner Schwester hatte, spielten wir als Kinder auf solchen Reisen viel. Zum Beispiel »Ich sehe was, was du nicht siehst«. Oder man musste ganz laut »Rot« schreien, wenn man ein rotes Auto vorbeifahren sah. Das absolut beste Spiel, das ich mit meiner Schwester spielte, war jedoch das »Stopp-Spiel«. Dieses Spiel konnte nur beim Essen gespielt werden. Sobald jemand »Stopp« rief, musste man einfrieren. Man durfte sich also nicht mehr bewegen. Das Lustige an dem Spiel waren die Posen, die man während des Essens einnahm, wenn man einfror. Manchmal hatte man den Mund weit auf, oder man bekleckerte sich aus Versehen. Ich musste mich immer stark zurückhalten, um dabei keinen Lachanfall zu bekommen.

Leider hatten Angie und ich ansonsten eher wenig Gemeinsamkeiten. Aber so war das nun mal. Nicht jeder hat viel mit seinen Geschwistern gemein.

Nach drei ganzen Stunden im Auto waren wir endlich in unserem Bungalow in Holland angekommen. Wie bei jedem Urlaub musste ich mir ein Zimmer mit Angie teilen. Zum

Glück war meine jüngere Schwester noch so klein, dass sie bei Mama und Frank im Zimmer schlief. Babygeschrei nachts war nämlich ganz schön doof.

»Wann gehen wir zum Meer?«, fragte ich aufgeregt, nachdem wir angekommen waren.

»Jetzt mach doch nicht so einen Stress, Veronique!«, sagte meine Mutter. »Wir packen erst mal in Ruhe aus.«

»Aber nicht Ewigkeiten, okay?« Ich war sehr quirlig. Das ist eine Eigenschaft, die ich auch heute noch habe. Nach ein paar Minuten drängte ich erneut: »Wann gehen wir denn zum Strand? Immerhin sind wir dafür hierhergefahren.« *Anders* verbarg vor mir, dass meine Familie so langsam genervt von mir war. »Mama? Wieso sagst du nichts?«, wollte ich wissen.

»Wir essen gleich erst mal was«, gab sie zurück.

»Was?«, fragte ich empört. »Wir wollten doch zum Strand! Du hast im Auto gesagt, dass wir gleich zum Strand gehen, wenn wir da sind, weil du deine Füße ins Wasser halten willst.«

»Damit meinte ich doch nur, dass wir heute noch zum Strand gehen«, sagte sie. »Ich hatte halt Sehnsucht, da sagt man solche Sachen.«

»Also hast du gelogen!«, rief ich.

»Hör auf, Mama zu nerven, und hilf, den Tisch zu decken!« Angie drückte mir ein paar Gläser in die Hand.

»Aber Mama darf nicht einfach so lügen«, protestierte ich.

»Mama hat nicht gelogen!« Meine große Schwester versuchte, mit mir zu diskutieren, und alles endete mit Gebrüll und schlechter Laune. Nach ein paar Minuten beruhigte ich mich und versuchte zu akzeptieren, dass das, was meine Mutter gesagt hatte, einfach nur so dahergesagt war. Leicht war das aber nicht.

Als wir drei Stunden später endlich zum Strand gingen, machte Angie kein Geheimnis daraus, dass sie nicht gut gelaunt war und mir die Schuld daran gab. Selbst *Anders* konnte das nicht vor mir verstecken. Auch in den nächsten Tagen war die Stimmung zwischen uns angespannt, und es kam immer häufiger zu Auseinandersetzungen. Wir beide hatten sehr starke Persönlichkeiten. Der Löwe brüllt den Krebs an, und der Krebs zwickt den Löwen. So war das auch damals.

Wenn ich heute über die Streitereien mit meiner Schwester nachdenke, dann fingen sie meistens mit Sätzen wie »Vero ist schon wieder nervig« an. Ich hatte die gleichen Probleme mit Angie, die ich auch mit meinen Mitschüler*innen hatte. Der große Unterschied lag jedoch darin, dass meine Schwester mich, wenn es hart auf hart kam, verteidigte, selbst wenn wir gerade Stress miteinander hatten. Das hat sie meine ganze Kindheit hindurch getan. So wusste ich immer, dass ihr trotz unserer Unterschiede etwas an mir lag. Nicht jede Beziehung ist perfekt. Und seine Geschwister kann man sich nicht aussuchen. Sie sind eben, wie sie sind. Ich nahm es meiner Schwester daher nicht übel, dass sie nicht so gut mit mir umgehen konnte. Ich wusste ja, wie schwierig es mit *Anders* war, selbst wenn ich das damals noch nicht ausdrücken konnte.

Am vorletzten Tag unseres Urlaubs fuhren wir zum Bummeln in einen kleinen holländischen Ort. Anscheinend fand dort an diesem Tag ein Dorffest statt, denn alle Straßen waren bunt dekoriert. Außerdem wimmelte es vor Menschen. Aus Nervosität begann ich sie alle zu zählen, doch um mich herum gab es so viele hektische Bewegungen auf einmal, dass ich ständig den Faden verlor. Es fiel mir auch schwer, meiner Familie zu folgen, da diese sich immer wieder aufteilte. Meine Mutter ging mal hierhin, meine Schwester dorthin. Aus jeder Ecke der Stadt ertönte Musik, und irgendwann überforderte mich die Geräuschkulisse so sehr, dass *Anders* Alarm schlug. Ich war mal wieder in einer meiner Blockaden gefangen und hielt mir die Ohren zu. Da merkte ich mit einem Mal, dass ich niemanden aus meiner Familie mehr sehen konnte. Wo waren alle plötzlich hin? Ich sah mich um, konnte jedoch nur fremde Gesichter entdecken, die nach ein paar Sekunden wieder aus meinem Blickfeld verschwanden. Auf einmal fing alles an, sich zu drehen. Ich hielt weiterhin die Hände an meine Ohren gepresst. Warum konnte das nicht einfach aufhören? Ich wollte nur noch weg von hier, aber ich stand mittendrin im Getümmel.

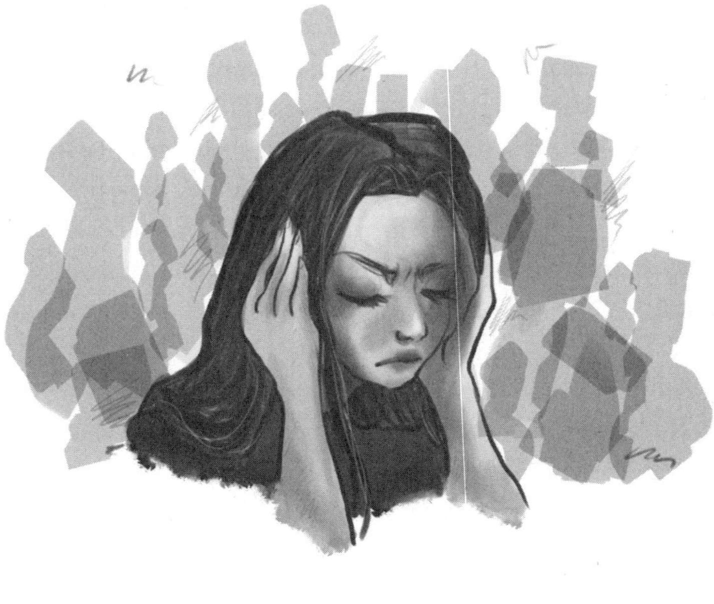

»Hey, da bist du ja.« Eine kräftige Hand fasste mir ruckartig an die Schulter. Es war Frank, mein Stiefvater.

»Aaah!« Ich schrie kurz auf. »Entschuldige, du bist es ja nur. Ein Glück! Ich dachte, ich hätte euch verloren.«

»Ich weiß auch nicht, wo die anderen sind«, sagte Frank. Er lächelte. Wie konnte er nur so ruhig bleiben, wenn er doch auch nicht wusste, wo die anderen waren?

»Und nun?«, fragte ich.

»Na, jetzt setzen wir uns einfach da hinten auf eine Bank und warten. Die kommen schon zurück.« Er führte mich zu einer Bank etwas abseits von dem ganzen Chaos und gab mir so einen Fluchtweg aus der Situation. Ohne dass ich es bemerkte, war ich plötzlich viel entspannter. Hier bei den Bänken waren zwar auch einige Menschen unterwegs, aber bei Weitem nicht so viele wie in der großen Einkaufsstraße. Sogar ein Eis kaufte Frank mir dann noch.

»Danke dir«, sagte ich, als er mir die Waffel in die Hand drückte.

»Gern.« Mein Stiefvater sprach normalerweise nicht sehr viel, aber ich mochte es, wenn Menschen nicht so viel redeten. Mama sagte öfter zu Frank: »Mensch, jetzt sag doch mal was!« Aber ich fand, dass Ruhe etwas Schönes war. Es kam mir so vor, als ob er das genauso sähe.

Auf der Rückfahrt ein paar Tage später wurde mir wieder etwas schlecht, doch ich versuchte, mich mit schönen Gedanken abzulenken.

»Was hat euch am besten an diesem Urlaub gefallen?«, fragte meine Mutter in die Runde.

»Das Meer«, rief meine Schwester.

Ich überlegte einen kurzen Moment. »Auch das Meer«, rief ich dann, »aber auch das Eis auf der Bank und die Ruhe.«

»Welche Ruhe?«, wollte meine Mama wissen.

»Na, die Ruhe mit Frank auf der Bank.«

Sie schaute fragend und mit einem sanften Lächeln zu meinem Stiefvater.

»Ja, das war, als wir auf euch gewartet haben«, sagte er.

»Ach so!« Sie lächelte immer noch. »Ich fand es schön, dass wir alle zusammen Urlaub gemacht haben!«

Mir fiel auf, dass jetzt alle im Auto lächelten, inklusive mir selbst. Ja, dieser Urlaub war nicht immer leicht gewesen, doch im Großen und Ganzen hatten wir eine sehr schöne Zeit miteinander verbracht. Mit einem Mal war meine Übelkeit verflogen. Ob das auch *Anders* war?

Verlust

Schreiend riss ich die Poster von den Wänden in meinem Zimmer. Mein Gesicht war tränenüberströmt. Immer wieder tauchten Bilder von Shining vor meinen Augen auf und bohrten sich tief in mein Herz. Meine Umgebung war verschwommen, doch ich spürte alles total intensiv. Meine Gefühle waren so stark, dass ich komplett überfordert war. *Anders* war in diesem Moment ganz nah bei mir. Ich konnte mich nicht beherrschen. Meine Gefühle entluden sich völlig unkontrolliert nach außen. Ich tobte und schrie, bis ich schließlich völlig erschöpft zusammenbrach. Mein großer Traum – er war vorbei.

Schnell packte ich alle meine Sachen zusammen, und schwups saßen wir auch schon im Auto auf dem Weg zum Gnadenhof.

»Du gehst bald schon zwei Jahre zum Gnadenhof«, bemerkte meine Mutter. »Diesen Sommer kommst du auch schon auf die Realschule. Wie die Zeit vergeht!«

»Krass, schon fast zwei Jahre? Dann bekomm ich ja bald ein Pflegepferd!« Ein Strahlen breitete sich auf meinem Gesicht aus. »Ich bin gespannt, welches. Ich hätte gern Sunny! Die ist zwar auf einem Auge blind, aber ansonsten topfit. Dann könnte ich auch reiten lernen.«

»Es gibt doch auch noch ein Pferd, das aussieht wie das bei Pippi Langstrumpf«, sagte meine Mutter. »Wie hieß das noch gleich?«

»Du meinst Shining?«

»Ja, genau, Shining! Das ist ein richtiges Prachtexemplar, findest du nicht?«

Ich nickte. Shining war ein junger Schimmel mit grauen Flecken überall auf seinem weißen Fell. Er war nur auf dem Gnadenhof abgegeben worden, weil seine Familie es sich nicht weiter leisten konnte, ein Pferd zu halten. Pferde waren nämlich verdammt teuer. Er war in der Tat eines der schönsten Pferde auf dem Hof und hatte bislang wirklich noch niemanden, der sich um ihn kümmerte. Alle Mädchen auf dem Hof waren verrückt nach dem jungen Schimmel. Wirklich jede riss sich um ihn – mich eingeschlossen. Schon seit ein paar Monaten mistete ich immer wieder seinen Stall aus und hatte ihn sehr lieb gewonnen.

»Die Chance, Shining als Pflegepferd zu bekommen, ist leider nicht sehr hoch«, erklärte ich. »Er ist sehr begehrt.« Tatsächlich war es in den letzten Monaten öfter zu Reibereien gekommen, weil ich so viel Zeit mit Shining verbrachte. Das machte einige der anderen Mädchen neidisch. Sowieso hatte ich mit der Zeit gemerkt, dass die Kinder auf dem Gnadenhof, genau wie meine Schulkamerad*innen, mich nicht besonders mochten. Warum, konnte ich – mal wieder – nicht genau sagen.

»Das wirst du ja dann sehen, Liebes«, sagte meine Mutter. »Und wenn du ihn nicht als Pflegepferd bekommst, ist das auch nicht weiter schlimm.«

»Stimmt.« Innerlich hoffte ich dennoch, dass Shining mir als Pflegepferd zugeteilt werden würde.

Meine Mutter setzte mich vor dem Gnadenhof ab, und ich machte meine übliche Runde durch die große Scheune. Alle kannten mich hier bereits, daher musste ich mich nicht mehr anmelden. Die meisten auf dem Hof sprachen eh nicht gern mit mir. Am Gehege von Shining blieb ich für eine längere Zeit stehen. Ich beobachtete den Schimmel dabei, wie er in seinem frisch ausgemisteten Stall an einer Ladung Heu knabberte.

»Er ist wirklich ein schönes Pferd«, rief Herr Gregor, der Besitzer des Gnadenhofs.

Ich erschreckte mich vor seiner Stimme und schrie kurz auf, woraufhin auch Shining zusammenzuckte.

»Entschuldige, ich wollte dich nicht erschrecken, Vero«, sagte Herr Gregor.

Ich lächelte ihn an. »Alles gut. Ich wollte nicht schreien.« Herr Gregor war die einzige Person, mit der ich am Gnadenhof gern Gespräche führte.

»Du bist bald schon zwei Jahre hier«, sagte er jetzt. »Hast du dir denn schon ein Pferd ausgesucht, das du gern als Pflegepferd haben möchtest?«

Ich zögerte kurz, doch dann gab mir *Anders* einen Schubs. »Shining ist das tollste Pferd auf dem Hof«, sagte ich. Es war die Wahrheit. Egal ob ich die anderen mit meinen Worten eifersüchtig machte, was zählte, war, dass ich ehrlich war.

»Das dachte ich mir«, sagte Herr Gregor lächelnd. »Du kümmerst dich ja schon seit Monaten fleißig um ihn. Ihr versteht euch gut.«

Bedeutete das, dass er mir tatsächlich Shining als Pflegepferd geben wollte? Ich zögerte, direkt nachzufragen, doch Herr Gregor las meine Gedanken.

»Shining soll ab heute dein Pflegepferd sein«, verkündete er.

»Was? Wirklich? Ungelogen?« Ich strahlte und machte sogar ein paar Freudensprünge. »Danke, danke, danke!« Vor lauter Glück umarmte ich Herrn Gregor. »Vielen Dank«, sagte ich noch mal.

»Keine Ursache«, sagte er. »Am Samstag kannst du mit ihm zur Wiese hochgehen. Ich sage Tina, der Reitlehrerin, Bescheid. Dann kannst du endlich auch ein wenig reiten mit ihm üben. Er ist sehr lieb.«

Ich konnte mein Glück kaum fassen. Die Zeit verging an diesem Tag wie im Flug, und als es kurz vor acht Uhr abends war, machte ich mich auf in Richtung Parkplatz, wo meine Mutter mich abholen würde.

»Hast du wirklich Shining als Pflegepferd bekommen?«, hörte ich da eine Stimme hinter mir motzen. Es war eines der anderen Mädchen, das auch immer hier auf dem Hof aushalf. »Mir hat man nur Molly gegeben. Mit der kann man fast nix machen außer ein wenig Schritt. Dabei habe ich Erfahrung im Reiten! Ich hätte Shining verdient, nicht du!« Sie trat neben mich und schaute mich böse an. Ich hatte so etwas schon erwartet – natürlich würden die anderen Mädchen neidisch sein.

»Herr Gregor hat ihn halt mir gegeben«, antwortete ich. »Aber wenn du magst, kannst du bestimmt auch mal auf ihm reiten, er gehört ja nicht mir allein!«

»Wow!«, schnaubte sie. »Du hast doch gar keine Ahnung vom Reiten! Was machst du überhaupt hier?«

In diesem Moment fuhr das Auto meiner Mutter auf den Parkplatz, und das Mädchen verschwand. Für mich war die Sache damit erledigt. So war das eben.

»Mama, weißt du was?«, rief ich meiner Mutter entgegen. »Ich habe Shining als Pflegepferd bekommen!«

Meine Mutter sah sehr glücklich aus. »Das ist super! Wusste ich es doch! Ich habe kürzlich schon mit Herrn Gregor darüber geredet, aber ich wollte, dass es eine Überraschung für dich wird.«

»Es stand schon früher fest? Wow!« Ich gab mich ganz meiner Freude hin und vergaß die Konfrontation von gerade eben komplett. Jetzt hieß es nur noch, auf den kommenden Samstag zu warten.

Der Rest der Woche verging schnell und war zum Glück eher ruhig. Fast drei Tage in Folge gab es keine Konflikte. Das war ein Rekord für mich! In Gedanken war ich schon längst beim kommenden Samstag. Wie würde es sich wohl anfühlen, das erste Mal auf Shining zu sitzen? Würde ich Höhenangst bekommen und schnell wieder absteigen wollen? Oder würde es doch halb so schlimm sein? Wahrscheinlich würden die anderen Mädchen auf dem Hof nicht gerade erfreut sein.

In der Nacht vor dem lang erwarteten Samstag brachte ich kaum ein Auge zu – wahrscheinlich wäre es aber jedem anderen Kind ähnlich ergangen. Am nächsten Morgen ließ es sich meine Mutter nicht nehmen, mit zum Gnadenhof zu kommen, um mich zum ersten Mal auf Shinings Rücken zu sehen. Als wir ankamen, war eigentlich alles so wie immer. Herr Gregor kam uns entgegen.

»Hallo, zusammen. Könnte ich kurz mit Ihnen reden?« Er schaute meine Mutter an und sagte dann zu mir: »Geh doch schon mal zu den Pferden, Veronique.«

Ich machte mir keine weiteren Gedanken darüber und rannte zu Shinings Stall. Überrascht stellte ich fest, dass dieser leer war. Das Komische war, dass auch kein Heu oder Stroh in seinem Gehege lag. Es sah komplett unbewohnt aus. Ich hatte kaum Zeit, mir Gedanken darüber zu machen, da kamen auch schon meine Mutter und Herr Gregor in meine Richtung gelaufen. Meine Mutter schaute sehr traurig.

»Was ist passiert? Wo ist Shining?«, wollte ich wissen. So langsam wurde mir klar, dass etwas nicht stimmen konnte. »Wurde er verkauft?«

Herr Gregor trat näher zu mir heran und kniete sich vor mich hin. »Shining hatte einen Unfall«, sagte er langsam. »Er ist im Stall ausgerutscht. Leider sehr ungünstig ausgerutscht. Er war gelähmt und konnte sich nicht mehr bewegen. Er ist von uns gegangen.«

»Nein«, antwortete ich leise. »Nein, nein, nein, nein, nein!« Ich wurde immer lauter, und Tränen sammelten sich in meinen Augen. »Wo ist er jetzt?«, fragte ich fast kreischend. Ich weinte nun richtig, und meine Mutter hatte bereits ihre Arme um mich geschlungen, um mich zu beruhigen.

»Er ist in der Reithalle«, sagte Herr Gregor. »Möchtest du dich verabschieden? Es ist deine Entscheidung, ob du ihn jetzt tot sehen oder lieber lebendig in Erinnerung behalten willst.«

Ich dachte kurz darüber nach und entschied, dass ich Shining sehen wollte, wie er jetzt war. Ich wollte mich persönlich verabschieden. Ohne Abschied würde ich sonst nie damit abschließen können. »Ich will ihn sehen«, schluchzte ich also.

Meine Mutter ging damals wirklich toll mit der Situation um. Sie ließ mir die Freiheit, die ich brauchte. Schon damals traf ich gern meine eigenen Entscheidungen. Und ich wusste, dass das hier der richtige Weg war. Nicht jede Mutter hätte ihrem Kind das erlaubt. Für diese Freiheit bin ich heute noch dankbar.

Wir gingen in die Reithalle, und schon von Weitem erblickte ich eine große Plane, die über einer unförmigen Erhebung lag. Ich nickte Herrn Gregor zu, und mit einem einzigen Zug streifte er die Plane zur Seite. Da lag er: Shining. Er war es wirklich.

Ganz aufgeblasen sah er aus. Als ob er zugenommen hätte. Seine Augen waren geschlossen. Er atmete nicht. Ich schaffte es nicht, näher an ihn heranzutreten. Meine Beine gehorchten nicht. Wieder hatte ich eine meiner Blockaden. War es *Anders*, das mich blockierte?

Später im Auto fühlte es sich so an, als ob die Entscheidung, Shining nicht aus der Nähe zu betrachten, eine gute gewesen wäre. Das, was ich gesehen hatte, hatte gereicht. Erst als ich eine halbe Stunde später in meinem Zimmer saß, begriff ich, was heute passiert war. Ich stand von meinem Bett auf und schaltete das Licht an. Minutenlang ließ ich meinen Blick über meine Pferdeposter gleiten. Meine Pferdebettwäsche. Meine Spielzeugpferde und alles andere, was mit Pferden bedruckt oder ihnen nachempfunden war. Es tat so weh. Es war ein Gefühl, als ob mir jemand ein Messer in den Bauch rammen würde. Meine Emotionen überwältigten mich. Der Schmerz ging einfach nicht weg. Immer mehr steigerte ich mich hinein, bis der Schmerz in meinem Inneren sich seinen Weg nach außen bahnte. Ich weinte. Ich schrie. Ich riss meine Poster von der Wand und warf alles in meinem Zimmer durcheinander. Ich randalierte wie eine Irre.

Meine Familie konnte mich in solchen Situationen nur schwer beruhigen. Für sie muss dieser Moment ebenfalls schrecklich gewesen sein. Ich benahm mich wie ein Monster. *Anders* nahm mir die Kontrolle. Als ruhigster Mensch in unserer Familie schaffte es meist mein Stiefvater, mich irgendwann aus dieser Abwärtsspirale, in der ich gefangen war, wieder herauszuholen. Mir war damals noch nicht bewusst, was mit mir passierte. Was ich da tat. Wer ich in solchen Momenten war. Ich musste erst noch lernen, dass auch diese Seite ein Teil von mir war – und dass ich sie akzeptieren musste.

Sommerferien

Die digitale Anzeige am Bahngleis zeigte mal wieder zwei Stunden Verspätung an. Ich wusste schon länger, dass ich mich auf die Zeiten der Bahn nicht verlassen konnte. Die Busse in unserer Stadt fuhren im Vergleich zu den Zügen relativ pünktlich. Aber heute ging es weiter weg, das hieß, ich kam ums Zugfahren nicht herum. Heute fuhr ich nämlich zu meiner Oma.

Seit ich denken konnte, verbrachte ich Schulferien immer bei meiner Oma. Dort blieb ich normalerweise die kompletten Ferien über, vom ersten bis zum letzten Tag. Meine Oma war dadurch ein bisschen wie eine zweite Mama für mich. Nach der Trennung meiner Eltern vor einigen Jahren waren wir ans andere Ende von Deutschland gezogen. Weit weg von meiner eigentlichen Heimat, wo auch meine Oma zu Hause war. Dort gefiel es mir viel besser, denn dort hatte ich Freunde. Klar, auch da, wo wir jetzt wohnten, hatte ich ein, zwei Freunde, aber bei meiner Oma waren die Kinder einfach etwas anders. Sie waren offener und direkter – eben eher so wie ich. Vielleicht lag es auch einfach nur daran, dass ich mir bei meiner Oma die Kinder, mit denen ich spielte, selbst aussuchen konnte. Zu Hause hingegen war ich gezwungen, mit bestimmten Kindern in eine Klasse zu gehen. Und dann war da ja auch noch die Tagesgruppe. Das waren alles Menschen, die zufällig da waren, die ich mir nicht ausgesucht hatte. Bei meiner Oma hatte ich mehr Freiheiten.

Meine Oma lebte in einer kleinen Stadt in einer ländlichen Gegend, wo jeder jeden kannte. Das fand ich total toll. Um ihr Zuhause herum gab es viel Wald und Wiese. Das waren die perfekten Orte zum Spielen. Bisher hatte ich bei meiner Oma in den Ferien fast nur positive Dinge erlebt. Natürlich gab es auch hier ein paar Kinder, die ich nicht mochte und die mich nicht mochten, aber man ging sich einfach aus dem Weg. Jeder hatte hier genug Platz.

»Gleis zwei, Einfahrt Zug Nummer 130«, ertönte die computergenerierte Stimme aus den Lautsprechern auf dem Bahnsteig. Endlich kam der Zug! Weil ich schon daran gewöhnt war, dass die Züge immer Verspätung hatten, war das Warten erträglich für mich. Musste ich jedoch auf ein Verkehrsmittel warten, das normalerweise keine Verspätung hatte, verfiel ich meist in Panik. *Anders* schlug dann Alarm. Doch es wusste, dass ich heute zu meiner Oma fuhr, daher waren wir beide tiefenentspannt.

Es waren bereits zwei Monate vergangen, seit ich Shining verloren hatte. Herr Gregor hatte mir ein gerahmtes Foto von dem wunderschönen Schimmel geschenkt, als ich danach noch mal auf den Hof kam. Er hatte mir außerdem Miki, eine ältere Stute, als Pflegepferd angeboten, doch ich war noch nicht bereit für ein neues Pferd. Als dann einige Tage später auch noch ein paar Mädchen auf dem Hof anfingen, hinter meinem Rücken das Gerücht zu verbreiten, dass ich für Shinings Tod verantwortlich sei, weil ich ja meistens seinen Stall ausmistete, wurde mir alles zu viel. Ich hörte auf, zum Gnadenhof zu gehen. Für mich war das Thema Pferde für immer erledigt. Auch aus meinem Zimmer hatte ich alles entfernt, was mit den Tieren zu tun hatte. Es wirkte seitdem recht kahl. Selbst das Foto von Shining hatte ich nur in eine Schublade gelegt. Ich wollte es nicht sehen.

Jetzt wo ich im Zug saß und aus dem Fenster schaute, stelle ich mir Shining vor, wie er durch die grüne Landschaft neben mir hergaloppierte. Das war eine schöne Vorstellung. Solche Gedanken fand ich okay. Ich war froh, dass ich jetzt erst mal sechs Wochen woanders verbringen würde. Weit weg von zu Hause. Es war zwar schade, dass meine Oma so weit von uns weg wohnte, doch hätte ich nicht alle paar Monate diesen Tapetenwechsel gehabt, wäre ich wahrscheinlich komplett eingegangen.

Ich war außerdem stolz auf mich, dass ich das mit dem Einsteigen in den Zug so gut hinbekommen hatte. Wenn der Zug die Türen aufmachte, gab es da immer diesen Spalt zwischen Treppe und Bahnsteig. Man konnte da hindurch bis runter auf die Schienen schauen. Mir kam das sehr tief vor, und es kostete mich ganz schön viel Überwindung, einfach darüberzusteigen. Denn ich hatte, schon seit ich klein war, Höhenangst. Heute hatte ich es jedoch ohne größere Probleme geschafft. Das war super!

Ich fuhr normalerweise allein mit der Bahn zu meiner Oma. Meine Mutter brachte mich zum Bahnhof in unserer Stadt, und am Ende der Zugfahrt wurde ich dann von meiner Oma am anderen Bahnhof wieder abgeholt. Das Zugfahren machte mir Spaß. Ich war als Person recht offen und kommunizierte gern mit anderen. Im Zug fing ich daher öfter Gespräche mit komplett fremden Menschen an, die auf mich einen netten Eindruck machten. Obwohl ich erst zehn Jahre alt war, sprach ich dort ausschließlich mit Erwachsenen. Mit denen konnte man super reden. Ich hatte das Gefühl, dass sie mich viel besser verstanden als gleichaltrige Kinder.

Heute setzte sich eine junge Frau mir gegenüber und packte ihren Laptop aus. Ich guckte ab und an zu ihr herüber, bis sie mich schließlich ertappte und mir zulächelte.

»Na, willst du wissen, was ich hier mache?«, fragte sie offen heraus.

»Bestimmt arbeiten«, antwortete ich. »Tut mir leid, wenn ich störe.«

Sie lachte. »Nein, alles gut! Ich schreibe gerade ein paar E-Mails an Freunde, die weiter weg wohnen.«

»Cool! Ich habe auch einen Computer, aber ich habe noch nie eine E-Mail geschrieben«, sagte ich. »Und leider habe ich auch keine Freunde, die weiter weg wohnen. Ich spiele bei meiner Oma zwar mit anderen Kindern, aber so wirklich befreundet sind wir nicht. Die eine Freundin, die ich dort mal hatte, hat irgendwann angefangen zu rauchen und war nur noch mit komischen Kindern unterwegs. Seitdem haben wir keinen Kontakt mehr.«

»Oh, das ist schade«, antwortete die Frau. »Das ist sehr mutig von dir, dass du so eine große Reise allein unternimmst. In deinem Alter habe ich noch nicht viele Reisen gemacht.«

»Ich bin fast 11!«, erwiderte ich.

»Ich bin 23«, sagte die Frau.

»Ich hätte auch gern Freunde, denen ich Briefe schreiben kann«, erklärte ich. »Das scheint richtig toll zu sein. Wann siehst du deine Freunde wieder?«

»Leider erst in vier Monaten. Meine Familie ist früher oft umgezogen, und meine Universität ist auch etwas weiter entfernt von ihnen.« Sie schaute etwas nachdenklich.

»Dann freust du dich bestimmt umso mehr, wenn du sie dann bald wiedersiehst«, sagte ich. Sie lächelte. Wir unterhielten uns fast die ganze Zugfahrt über. Ich liebte solche Gespräche. Man wurde dabei nicht als Mensch bewertet oder fühlte sich irgendwie verurteilt. Es war einfach nur schön, neue Bekanntschaften zu machen.

Nachdem ich bei meiner Oma angekommen war, gab es erst mal Mittagessen. Wie gewohnt zur festen Zeit um dreizehn Uhr. Meine Oma hielt sich immer sehr penibel an ihre Essenszeiten. Kaffee und Kuchen am Nachmittag durften dabei auch nicht fehlen. Als Kind machte ich dabei immer gern mit, doch als ich älter wurde, folgte ich lieber meinem eigenen Rhythmus. Heute gab es zur Feier meiner Ankunft Nudeln mit Tomatensoße. Egal wo ich Nudeln mit Tomatensoße aß – nirgends war es besser als bei meiner Oma.

»Super lecker, Oma!«, schwärmte ich.

»Danke dir!« Sie strahlte. »Schön, dass du da bist, Veronique.«

Bei meiner Oma war es immer etwas entspannter und ruhiger als bei mir zu Hause. Hier gab es keine Geschwister, keinen Streit, kein Geschreie. Seit mein Opa vor ungefähr einem Jahr gestorben war, war es leider sogar noch ruhiger geworden. Er war zwar nicht mit mir verwandt gewesen, war aber trotzdem ein wirklich toller Opa! In seinem Garten hatte er ganz viele Kaninchen, bestimmt fünfzig oder so. Ich hatte nur positive Erinnerungen an ihn. Im Wohnzimmer bei meiner Oma standen immer noch alle seine Preise und Trophäen auf dem Regal, denn er war ein anerkannter Kaninchenzüchter gewesen. Es waren mindestens achtzig Pokale und Medaillen – leider habe ich sie nie alle gezählt.

Als mein Opa noch am Leben war, setzte er sich immer für mich ein. Wenn mich draußen andere Kinder ärgerten, kam er mit seinem Hausschuh in der Hand auf den Hof gerannt, um sie zu verjagen. Ich fand es schade, dass er so früh gehen musste. Meine Oma ging mit seinem Tod jedoch recht gut um. Sie ließ sich nicht die Lebensfreude verderben und war immer noch sehr aktiv. Sie fuhr Fahrrad und ging jeden Donnerstag mit ihren Freund*innen zum Bowling. Dorthin nahm sie mich auch öfter mit. Wir gingen außerdem auch häufig zusammen spazieren oder fuhren an den See. Dazu sang sie auch noch im Chor und hatte oft Besuch von einem ihrer fünf Kinder. Wenn ich ein Vorbild hatte, das mir zeigte, wie man sein Leben am besten führen sollte, dann war es meine Oma. Dank ihr wusste ich, wie schön das Leben sein konnte und dass man über gewissen Dingen einfach drüberstehen musste.

»Ich geh jetzt mal meine Sachen auspacken und dann raus zum Spielen«, kündigte ich nach dem Essen an.

»Ist gut«, sagte meine Oma.

Ich fand es toll, dass ich hier genau wie zu Hause mein eigenes Zimmer hatte, wo ich mich zurückziehen konnte, wann immer ich mich danach fühlte. Bei meiner Oma hatte ich sogar eine richtige Tür, nicht nur eine Schiebetür mit einem Spalt unten wie zu Hause. Es war kein großes Zimmer, aber es war genau richtig für mich. In dem Zimmer gab es eine riesige Schlafcouch, eine Schrankwand, an der Bilder von mir und Omas anderen Enkeln klebten, einen kleinen alten Röhrenfernseher und einen Tisch mit Stühlen, wo ich malen und basteln konnte.

Ich kramte meine Sachen aus meinem Koffer und zog mich schnell an. Denn nicht nur die Wohnung meiner Oma war klasse, sondern die ganze Umgebung um das Haus meiner Oma herum. Meine alte Heimat: Müncheberg. Meine Oma wohnte hier im dritten Obergeschoss eines Mehrfamilienhauses. Wenn ich nach draußen ging, versuchte ich immer, im Treppenhaus so viele Stufen wie möglich herunterzuspringen. Das machte mir Spaß, und ich liebte den Nervenkitzel. Ich fühlte mich dabei, als ob ich komplett die Kontrolle hätte. Bisher war es noch nie schiefgegangen. Ich liebte das Gefühl, durch die Luft zu fliegen – genau so fühlte sich das bei solchen Sprüngen an. Komischerweise hatte ich dabei nie Höhenangst.

Um die Wohnung meiner Oma herum gab es viele tolle Orte zum Spielen und Erkunden. Nicht weit weg befand sich zum Beispiel ein kleiner See. Leider konnte man darin nicht schwimmen, aber trotzdem fand ich es cool, so schnell am Wasser zu sein. So was hatte ich zu Hause nicht. Zudem gab es da noch den Kirchberg. Dieser war in ganz Müncheberg bekannt. Wenn ich irgendwo weiter weg spielte, brauchte ich nur Ausschau nach dem Kirchturm zu halten, der sich auf seiner Spitze befand, und schon fand ich den Weg zurück zu meiner Oma, die direkt daneben wohnte. Sehr praktisch.

Als ich noch jünger war, verbrachte ich auch sehr viel Zeit im Sandkasten gleich neben dem Haus meiner Oma. Im Sand buddeln ist wohl etwas, was alle Kinder toll finden. Aber nicht alle waren so ehrgeizig wie ich und versuchten, eine ganze Stadt aus Sand zu bauen. Ich benutzte bei meinen Buddelaktionen so ziemlich alle Utensilien, die ich draußen in der Natur finden konnte. Große Grashalme mussten als Bäume herhalten, und am Ende wurde die Sandstadt mit Figuren aus Überraschungseiern bevölkert. Und wenn es mal regnete, baute ich aus kleinen Ästen ein Floß und ließ die Figuren über Pfützen fahren. Für mich musste ein Spiel nicht teuer sein, um mir Spaß zu bereiten. Ich hatte meine Fantasie. Diese ist, glaube ich, bis heute mein Lieblingsspielzeug, der ich bei meinen Träumereien jeden Tag immer noch ganz schön viel Zeit widme. Vielleicht hat *Anders* damit ja auch etwas zu tun.

Als ich nach einem ausgedehnten Stadtrundgang, bei dem ich genau geschaut hatte, was sich seit meinem letzten Besuch verändert hatte, wieder zurück zu meiner Oma lief, erblickte ich ein junges Mädchen in einem wunderschönen roten Kleid. Sie fiel mir direkt ins Auge, und ich schloss, dass sie aus demselben Haus gekommen sein musste, in dem auch meine Oma wohnte. Die Tür stand offen, und ein Stück weiter sah ich zwei Erwachsene, die damit beschäftigt waren, Kartons hineinzuschleppen. Sie zogen bestimmt in die leere Wohnung neben meiner Oma!

Ich dachte nicht lange nach und lief direkt zu dem Mädchen hin. »Hallo!«, rief ich. »Du siehst ja toll aus! Wollen wir spielen? Vielleicht schaukeln oder so?« Ich wollte sie unbedingt kennenlernen. Vielleicht war ich zu direkt, aber ich folgte meiner Intuition und stürzte mich einfach kopfüber ins Gespräch.

Das Mädchen lächelte mich an, schaute dann nach hinten und fing in einer mir fremden Sprache an, mit der Frau hinter ihr, die anscheinend ihre Mutter war, zu reden. Ich verstand natürlich gar nichts, aber ein paar Sekunden später lächelte sie mir erneut zu und sagte: »Ja, gern.«

»Cool! Wie ist dein Name? Ich heiße Veronique.«

Sie schien kurz nachzudenken und antwortete dann: »Ich heiße Nikoletta.«

Freundinnen

»Hey, bist du schon wach?«, flüsterte ich in Nikolettas Richtung.

»Ja, ich bin wach«, gähnte sie leise. »Wollen wir heute wieder hinter dem Waschbanksee spielen?«

»Ja, gern.«

»Deine Oma hat letzte Nacht sehr laut geschnarcht.«

»Ja, das macht sie immer.« Ich kicherte. »Lass uns gleich frühstücken! Meine Oma hat sicher wieder Käsebrötchen gekauft.«

Nikoletta und ich waren so schnell Freundinnen geworden, dass es sich so anfühlte, als ob wir schon immer befreundet gewesen wären. Ihre Familie war aus Polen hergezogen, und am Anfang konnte Nikoletta deshalb noch nicht so gut Deutsch. Mittlerweile war es aber schon ein ganzes Jahr her, dass sie in das Haus meiner Oma gezogen war, und die Zeit in den Ferien, die wir miteinander verbrachten, kam mir jedes Mal vor wie ein wunderschöner Traum. Wir stritten uns nur sehr selten, und wenn es doch mal zu einer Meinungsverschiedenheit kam, dann war diese schnell wieder geklärt. Es fühlte sich für mich so an, als ob Nikoletta meine Seelenverwandte wäre. Im vergangenen Sommer hatte sie meine Liebe zu Mangas und Animes entfacht. Dazu musste ich nur ihr Zimmer betreten.

»Wow, du hast ein tolles Zimmer!«, sagte ich, als ich Nikoletta das erste Mal zu Hause besuchte. Ihr Zimmer war in Blautönen gehalten, und an den Wänden hingen Poster von Cartoonserien, die ich nicht kannte. Bis dahin wusste ich nicht, was Animes und Mangas überhaupt waren. »Hey, aber dieses Poster erkenne ich!«, rief ich dann. »Das hat meine große Schwester immer geschaut, als sie noch kleiner war: *Sailor Moon!*«

»Ja, genau, ich liebe *Sailor Moon!*«, erwiderte Nikoletta. »Das musst du dir unbedingt anschauen, es ist echt super!« Ihre Augen leuchteten auf, während sie über die Serie sprach.

»Mache ich! Es muss ja wirklich toll sein, wenn du so begeistert darüber sprichst.« Ich zeigte auf ein anderes Bild, das an der Wand neben ihrem Bett hing. »Was ist das?« Auf dem kleinen Poster war ein Mann in einer Art Rüstung abgebildet. Direkt vor ihm saß ein kleiner blonder Junge mit einem Metallarm. Es sah megacool aus.

»O mein Gott, du kennst den Anime *Fullmetal Alchemist* nicht?« Sie wirkte entsetzt.

»Was ist ein Anime?«, fragte ich ahnungslos. Nikoletta schaute mich immer fassungsloser an.

»Anime ist ein japanischer Animationszeichenstil«, erklärte sie mir. »Die in Japan machen echt coole Animes und Mangas.«

»Mangas?« Mein Gesichtsausdruck musste wohl immer noch sehr verdutzt wirken, aber meine Neugier war geweckt. Ich wollte mehr über dieses Thema erfahren.

»Mangas sind japanische Comics, die von hinten nach vorn gelesen werden.« Während Nikoletta mir begeistert erklärte, was Mangas waren, holte sie ein paar der Bücher aus ihrem Schrank hervor. Eines davon war ein Band der Reihe *Maid-Sama,* ein anderes *Fullmetal Alchemist.* Ich blätterte einige Minuten in den Mangas herum und war total begeistert von dem schönen Zeichenstil. Außerdem fand ich es cool, dass man diese Bücher andersherum las als die Bücher, die ich aus Deutschland kannte. Alles an Mangas war komplett anders.

In den folgenden Wochen zeigte Nikoletta mir noch mehr Mangas und Animes, und schon bald trafen wir uns täglich. Unsere Leidenschaft für den japanischen Zeichenstil verband uns, und wir entdeckten immer wieder neue Details, über die wir uns austauschten. Gemeinsam hörten wir japanische Lieder und schauten uns Animes mit deutschen Untertiteln an. Die meisten Animes waren nämlich auf Japanisch, aber das machte uns nichts aus. Ich hatte bis dahin geglaubt, ich hätte ein Problem mit Fremdsprachen, aber im Vergleich zu Englisch mochte ich Japanisch sehr, und es machte mir Spaß, mich in meiner Freizeit mit dieser Sprache zu beschäftigen.

Irgendwann wurden aus Nikolettas und meinen täglichen Treffen tägliche Übernachtungen, und die Ferien gingen extrem schnell zu Ende. Wenn ich bei Nikoletta war, blieb *Anders* immer im Hintergrund. Ich erlebte keine Blockaden, keine unangenehmen Situationen. Alles war perfekt. Von meinem Leben zu Hause erzählte ich Nikoletta nicht viel. Mein Alltag, das endlose Mobbing. Das alles hatte in unserer Freundschaft keinen Platz. Wenn ich mit Nikoletta zusammen war, wollte ich nur über angenehme Dinge reden und schöne Aktivitäten unternehmen.

Als ich nach diesen ersten Sommerferien wieder nach Hause fuhr, ging ich davon aus, dass ich bis zu den nächsten Ferien bei meiner Oma erst mal keinen Kontakt zu Nikoletta haben würde – doch dem war nicht so. Nur drei Tage nachdem ich wieder zu Hause war, lag auf einmal ein Brief vor meiner Zimmertür. Auf dem Umschlag machte ich den vertrauten Namen aus: Nikoletta! Es war der erste Brief, den mir jemals eine Freundin oder ein Freund geschrieben hatte. Ich las ihn mir bestimmt vierzigmal oder so durch. Nikoletta hatte ein Blatt beigelegt, auf das sie *Sailor Moon* gezeichnet hatte. Ihre Handschrift war ebenfalls wunderschön, und das Briefpapier erst!

Sofort setzte ich mich hin und fing an, ihr einen Antwortbrief zu schreiben. Dazu malte ich genau wie sie eine *Sailor*-Kriegerin. Die, die sie am meisten mochte – *Sailor Merkur*. Noch am selben Tag beauftragte ich meine Mutter damit, den Brief für mich loszuschicken, damit er so schnell wie möglich bei Nikoletta ankommen würde. An diesem Tag erinnerte ich mich an die nette Frau aus dem Zug am Anfang der Sommerferien. Nun hatte ich endlich auch eine tolle Freundin, der ich Briefe schreiben konnte!

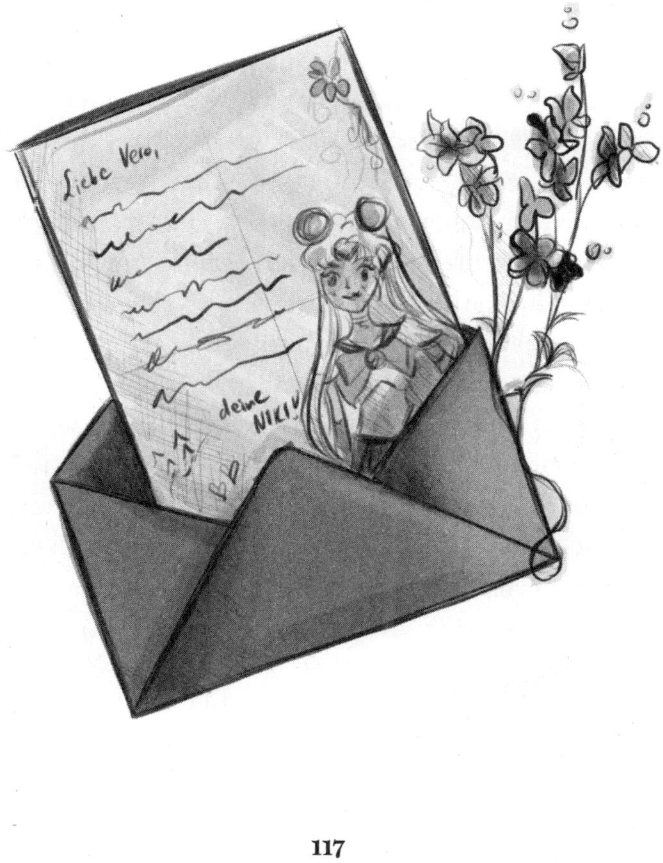

Pubertät

Ich war mittlerweile 14 Jahre alt und steckte damit in der Blütezeit der Pubertät, wie manche das so schön sagen würden. Das sah ich allerdings weniger an mir, sondern eher an den anderen Schüler*innen in meiner Klasse. Verglichen zur Grundschulzeit war mein Schulalltag noch schlimmer geworden. Die Jungs interessierte es nicht, ob man ein Mädchen war – sie schlugen einen dennoch, hauptsächlich, um damit anderen Mädchen zu zeigen, wie toll sie doch waren. Ich war auf der Realschule jedenfalls bekannter denn je. Egal ob bei den Fünftklässler*innen oder bei den Zehntklässler*innen – jeder wusste, wer ich war. Ich war Vero – das Mädchen, das komisch war und nervte. Das Mädchen, dass die anderen einfach so, ohne irgendeinen Grund, nicht leiden konnten.

Zum Glück musste ich die langen Schultage mittlerweile nicht mehr allein durchstehen. Anders als in der Grundschule hatte ich nun wenigstens ein paar Freund*innen, die mit mir gemeinsam die Zeit totschlugen. Im Nachhinein glaube ich, dass wir hauptsächlich aus dem Grund miteinander befreundet waren, weil wir uns alle nicht wirklich in die Klasse integrieren konnten und bei denselben Leuten unbeliebt waren. Nicht allein zu sein, war dennoch schön. Ich war froh, dass ich ein paar Menschen um mich herum hatte, die mir zur Seite standen. Das braucht letztendlich doch jeder Mensch – das Gefühl, nicht allein zu sein.

Anders war zu dieser Zeit immer noch ein Teil von mir, aber nach wie vor wussten ich und die anderen Menschen nichts von seiner Existenz. Immer noch wurde ich beinahe täglich zur Tagesgruppe abgeholt, doch so langsam ging mir auch das ganz schön auf die Nerven. Ich musste doch irgendwann mal fertig sein mit der Extraförderung, oder? Was sollte ich denn noch da? Ich benahm mich perfekt. Nie schimpften die Betreuer*innen dort mit mir, und ich tat alles, was man von mir verlangte. Und das schon seit Jahren. Mittlerweile war es einfach nur noch peinlich. Wenn die anderen den Bulli der Tagesgruppe vor der Schule stehen sahen, wie er auf mich wartete, war mir das total unangenehm. War das etwa, wie sich die Pubertät anfühlte? Wenn ja, dann hatte ich das auch!

An jenem Tag saß ich im Matheunterricht, und es war mal wieder sehr anstrengend, dem Unterricht zu folgen, da sich viele Schüler*innen aus meiner Klasse einfach miteinander unterhielten, statt aufzupassen. Meine Mathelehrerin Frau Saturn hatte nicht besonders viel Durchsetzungsvermögen, weshalb auch sie von vielen aus meiner Klasse gemobbt wurde. Ab wann konnte man bei frechen Schülern eigentlich von Mobbing reden? Ich hatte gelernt, dass von Mobbing in der Regel erst dann gesprochen wurde, wenn es immer wieder zu Vorfällen der Einschüchterung, Entwürdigung oder Beleidigung kam, und zwar über einen längeren Zeitraum hinweg. Diese Vorfälle mussten zudem die mentale oder physische Gesundheit des oder der Betroffenen beeinträchtigen. Das traf bei meiner Mathelehrerin sowie auch bei mir definitiv zu. Für mich war es allerdings das erste Mal, dass ich mitbekam, wie ein Erwachsener von Kindern beziehungsweise Jugendlichen gemobbt wurde. Bis dahin hatte ich gar nicht gewusst, dass so etwas überhaupt möglich war. Das mitanzusehen, war furchtbar. Mir tat meine Mathelehrerin sehr leid, weil ich genau wusste, wie es sich anfühlte, gemobbt zu werden.

Meist versuchte Frau Saturn, das Getuschel der Schüler*innen hinter ihrem Rücken zu ignorieren, weil es ihrer Meinung nach nichts brachte, sich dagegen zur Wehr zur setzen.

»Juli lies uns doch bitte die Ergebnisse der Aufgabe auf Seite 45 vor«, bat sie an diesem Tag eine meiner Klassenkameradinnen.

»Ich habe die Aufgabe nicht gemacht«, sagte Juli kichernd.

»Dann raus mit dir!« In Frau Saturns Stimme schwang Verzweiflung mit. Kaum welche der Schüler*innen gehorchten ihr, und sie wusste sich oft nicht anders zu helfen, als laut zu werden. »Also mir ist es egal, ob ihr alle durchfallt!«, schrie sie jetzt. »Aber euch sollte es gefälligst interessieren!«

Der Großteil der Klasse redete einfach weiter, nur ein kleiner Teil hörte aufmerksam zu. Als Frau Saturn sich umdrehte, um die betreffende Matheaufgabe an die Tafel zu schreiben, flog plötzlich ein zerknüllter Zettel durchs Klassenzimmer und traf sie am Hinterkopf.

»Wer war das?«, brüllte die Lehrerin durchs Klassenzimmer. Mir wurde bei der Lautstärke ihrer Worte sofort unwohl, und *Anders* hielt mir die Ohren zu. »Wer war das?«, wiederholte Frau Saturn. Immer noch schwieg die Klasse. »Okay, wenn ihr mir nicht sofort sagt, wer den Spuckzettel hier geworfen hat, bleibt ihr alle in der Pause hier drinnen!«

Spuckzettel? Von meinem Platz aus konnte ich nicht erkennen, ob tatsächlich Spucke an dem Zettel klebte, aber wieso sollte Frau Saturn lügen? Ekelhaft! Sofort war *Anders* zur Stelle. Das war alles so ungerecht! Niemand hatte so etwas verdient, und in mir wuchs der Wunsch, Frau Saturn zu unterstützen. Das war es doch, was man sich als Betroffener von Mobbing wünschte, oder? Zumindest redete ich mir das ein. Ich zählte eins und eins zusammen: Wenn an dem Zettel wirklich Spucke war, dann konnte er eigentlich nur von Mattie kommen. Er war bekannt für diesen Scheiß! Ich dachte kurz nach. Wenn ich Frau Saturn jetzt half, hätten mich die anderen wieder auf dem Kieker. Na ja, das hätten sie so oder so. Und eigentlich würde ich auch vielen aus meiner Klasse einen Gefallen damit tun, wenn ich Mattie entlarvte. Immerhin wollten alle in die Pause. Sie wären sicher dankbar, wenn ich ihnen half.

»Es war Mattie!«, rief ich also laut. »Er macht das andauernd! Auch bei mir schon oft.«

Matties Blick traf augenblicklich meinen. Es war ein Blick, den jeder verstand, egal ob man ein *Anders* hatte oder nicht. Es war blanker Hass. Matties Augenbrauen waren zusammengezogen. Seine Lippen ebenfalls. Sein ganzes Gesicht wirkte verkrampft. So konnte man nur schauen, wenn man sauer war. Richtig sauer. In der Klasse kehrte Stille ein.

»Mattie, warst du das?« Frau Saturn entknüllte das Papier. »Das ist deine Handschrift! Du warst es wirklich!«

»Halten Sie die Klappe, Veronique lügt!«, keifte Mattie. »Machen Sie einfach den Unterricht weiter und seien Sie ruhig!«

»Mattie, du bleibst nach der Schule hier zum Nachsitzen!«, schrie Frau Saturn. »Deine Mutter wird ebenfalls benachrichtigt.«

»Pah!« Mattie stand auf. »Gehen Sie sich doch bei Ihrer Mutter ausheulen.« Er stand auf und ging in Richtung Klassenzimmertür. Auf dem Weg dorthin kam er an meinem Pult vorbei und spuckte mir im Vorbeigehen mitten ins Gesicht. Es passierte viel zu schnell, um auszuweichen.

»Aaah!« Ich stand auf und begann laut zu schreien. Um mich herum ertönte Gelächter. Die ganze Klasse lachte. Alle außer Frau Saturn. Als Mattie den Klassenraum verließ, rannte die Mathelehrerin ihm hinterher. Ich verließ ebenfalls das Klassenzimmer und lief panisch Richtung Mädchenklo.

So langsam war ich es wirklich leid. Wieso war das jetzt schon wieder passiert? Ich hatte doch nur helfen wollen. Ich hatte doch etwas Gutes getan, oder nicht? Wieso wurde ich dann dafür bestraft?

Vor lauter Ekel hätte ich mich beinahe übergeben, doch das Adrenalin, das durch meinen Körper pulsierte, verhinderte es. Eigentlich schade. Ich hätte mich einfach über Matties Schulsachen übergeben sollen, vielleicht wäre ihm das eine Lehre gewesen. Wieso kamen mir solche Ideen immer erst hinterher?

Erneut fing ich an zu weinen. Es waren diese Momente, in denen ich Schwäche zeigte, die im nächsten Schritt die Wut auslösten. Ich steigerte mich in meine Gefühle hinein und schrie und weinte immer heftiger. Ich hatte einfach nur alles satt. Diese Welt war so ungerecht!

»Veronique!« Eine Stimme drang durch mein Gefühlschaos zu mir durch. »Hey, geht es dir gut? Es tut mir leid, was Mattie gemacht hat. Du wolltest nur helfen.« Es war Frau Saturn, die neben mir am Waschbecken stand und meine Schulter streichelte. »Am besten, du versuchst, nächstes Mal nichts zu machen. Ich bekomme das schon hin.«

»Wieso soll ich nichts tun?« Ich schniefte. »Sie brauchten doch Hilfe! Ich kann doch nicht einfach nichts tun! Es muss doch einer was tun!« Ich schrie sie förmlich an. *Anders* konnte diese Ungerechtigkeit nicht ertragen.

»Ich weiß, wie mutig und erwachsen du bist«, seufzte Frau Saturn. »Es wäre schön, wenn die anderen aus deiner Klasse das auch verstehen könnten. Aber das ist leider nicht so. Ich weiß, dass du mir nur helfen willst. Danke dir dafür. Aber dadurch wirst du auch verletzt, und das möchte ich nicht.« Sie hatte Tränen in den Augen.

»Aber ich ...«, stotterte ich. »Es muss doch einen Weg geben! Das ist alles so furchtbar.« Ich weinte immer noch, aber ich hatte aufgehört zu schreien.

»Nimm dir ruhig alle Zeit, die du brauchst«, sagte Frau Saturn mit sanfter Stimme. »Du kannst auch gern nach Hause gehen, wenn dir das lieber ist. Und du musst heute erst mal keine Hausaufgaben machen. Ich sage den anderen Lehrern Bescheid.«

»Ist das alles?«, fragte ich. Mein Kopf fühlte sich ganz leer an, die Tränen waren versiegt. Ich hatte mich ausgeweint.

»Mattie bekommt eine Strafe. Er muss lange nachsitzen, und ich werde mich dafür einsetzen, dass er von seinen Eltern Hausarrest bekommt.«

»Ja«, sagte ich leise, dann versiegte meine Stimme. Alles an mir fühlte sich schwer an. Das brachte doch alles nichts. Es waren immer die gleichen Strafen ohne Folgen. Es würde wieder passieren. An das Gute im Menschen zu glauben, war so schwer. Ich hatte schon lange das Gefühl, dass dieses »Gute« eigentlich eine Illusion war. Eine Hoffnung, um im Leben trotzdem irgendwie klarzukommen. Um es irgendwie erträglich zu finden.

Allein

»Hey, Veronique, geht's dir besser?«, fragte meine Freundin Nina mich.

»Na ja, schon ein bisschen«, antwortete ich.

Es war gerade große Pause, und unsere kleine Gruppe stand neben einem Baum. Ich mochte es, nahe an Bäumen zu stehen.

»Frau Saturn war gestern ja wieder mal megaverzweifelt.« Nina verdrehte die Augen. »Als würde Mattie jetzt damit aufhören, nur weil er nachsitzen muss. So ein Blödmann.«

»Ja, er wird wohl nie damit aufhören«, stimmte ich zu. »Aber ich konnte Frau Saturn auch nicht einfach alleinlassen.«

»Typisch für dich, dass du dazwischengehst und in Kauf nimmst, alles selbst abzubekommen. Aber du bist doch kein Schild!« Nina wirkte verärgert. Ein Schild? Ich wünschte, ich wäre eines. Aber so leicht ging das leider nicht. »Es lohnt sich nicht, sich so für andere einzusetzen, da bekommt man nur selbst Ärger«, fügte sie hinzu.

»Ich finde, man sollte es trotzdem machen«, sagte ich. »Niemand sollte in solch einer Situation alleingelassen werden.«

»Habt ihr den neuen Harry-Potter-Film im Kino gesehen?«, unterbrach Charliena unser Gespräch. Alle außer mir beteiligten sich an der frisch eröffneten Diskussion. Ich versuchte, nicht allzu geknickt darüber zu wirken, dass das Thema einfach so vom Tisch war, und ließ meinen Blick gen Himmel gleiten. Plötzlich wurde ich heftig von der Seite angerempelt. Ich strauchelte und fiel zu Boden.

»Hey, du dummes Opfer, wieso musstest du mich gestern verpfeifen?«, bellte Mattie mich von oben herab an. »Mach das noch einmal, und du bekommst mehr als nur Spucke ab!«

Hilfe suchend schaute ich zu Nina und den anderen. Sie erwiderte kurz meinen Blick, aber schaute dann schnell weg.

»Siehst du! Nicht mal deine Freunde wollen dir helfen!« Mattie lachte laut.

»Lass meine Freunde aus dem Spiel!«, schrie ich.

»Clever! Dem Opfer zu helfen, würde euch auch nur Schläge einbringen!«, sagte Mattie zu den anderen gewandt. Und dann zur mir: »Schneid dir eine Scheibe von denen ab! Die wissen, wie man sich als Loser zu verhalten hat.«

Bevor ich etwas darauf erwidern konnte, war Mattie auch schon verschwunden.

»Ist alles okay?« Nina half mir auf.

»Ja, alles gut. Ich bin ja nicht aus Zucker.« Ich war stolz, dass ich diesmal nicht gewalttätig geworden war. Aber was Mattie gesagt hatte, brachte mich zum Grübeln. Es war schockierend und tat weh zu wissen, dass sich in einer Notsituation niemand für mich einsetzte. Keiner würde mein Schild sein, wenn ich eines brauchte. Dabei sollten wir uns doch alle gegenseitig beschützen, insbesondere wenn wir befreundet waren. Doch es schien, als hätte Mattie recht mit dem, was er gesagt hatte. So lief nun mal die Welt. Trotzdem wollte ich mich damit nicht abfinden. Irgendetwas in mir kämpfte dagegen, diese Tatsache einfach zu akzeptieren. War es *Anders*, das mich dagegen rebellieren ließ?

Immerhin waren die anderen zumindest *nach* so einem Vorfall für mich da. Sie fragten mich, wie es mir ging und ob sie mir irgendwie helfen könnten. Sie machten Witze, um mich aufzuheitern. Und schafften das auch. Ich musste mich wohl damit abfinden, dass es Menschen gab, die stark genug zum Kämpfen waren, während andere zu schüchtern und zurückhaltend waren, um für andere einzustehen. Viele Menschen trauen sich nicht, sich für andere starkzumachen, obwohl sie damit so viel verändern könnten. Aber ich musste auch diese Personen akzeptieren. Immerhin wollte ja auch ich als Mensch akzeptiert werden.

Wie immer stand der Bulli der Tagesgruppe pünktlich zum Schulschluss vor meiner Schule und wartete auf mich. Ich stieg ein und duckte meinen Kopf vom Fenster weg, während wir am Schulgebäude vorbeifuhren.

»Du kannst wieder normal sitzen, wir sind schon längst bei der nächsten Kreuzung«, rief mir Herr Bouge, der Fahrer, zu.

»Okay, danke.« Ich richtete mich auf. Neben mir hörte ich Marie und Dominik tuscheln.

»Die blöde Schlampe in der Schule morgen mach ich fertig!«, sagte Marie.

»Ja, genau«, stimmte Dominik zu. »Mach die olle Bitch mal richtig zur Sau!« Beide schienen stolz auf die vulgären Worte zu sein, die sie benutzten. Die Hälfte dieser Ausdrücke kannte ich nicht mal, aber ich ahnte, dass sie nichts Gutes bedeuten konnten. Vieles von dem, was die Leute mir an den Kopf knallten, war für mich ein Fremdwort. Mein Bauchgefühl sagte mir jedoch, dass ich gar nicht wissen wollte, was diese Worte bedeuteten. Für mich war ja schon »blöde Kuh« eine starke Beleidigung.

Ich versuchte dennoch, an dem Gespräch teilzuhaben. »Wen willst du denn fertigmachen?«, fragte ich zögerlich. »Hat die Person dir etwas Schlimmes getan?«

»Na, diese Clara aus meiner Klasse, von der ich schon so viel erzählt habe«, erklärte Marie. »Sie zieht sich an wie *Alice im Wunderland* und denkt, alles ist Friede, Freude, Eierkuchen und so. Sie nervt so sehr mit ihrem ständigen Dauergrinsen. Ich hab richtig das Bedürfnis, sie weinen zu sehen. Das Leben ist nicht so happy, wie sie immer tut.«

Ich konnte mich eins zu eins mit dem identifizieren, was Marie über diese Clara erzählte. War es das, was andere Menschen auch über mich dachten? Wollten sie mich weinen sehen, weil ich zu oft lachte? Was war denn so schlimm daran, glücklich zu sein?

»Hey, Vero, sag mal, wie könnte ich die morgen fertigmachen?«, wandte sich Marie jetzt an mich. »Hast du eine Idee?«

Ich schaute starr vor mich hin. »Ähm ... Also es klingt für mich so, als hätte diese Clara nicht wirklich etwas Schlimmes getan. Sie ist halt ein positiver Mensch. Warum willst du ihr denn etwas Böses tun? Ich sehe darin keinerlei Sinn.«

»Was laberst du für einen Scheiß, Vero?«, fuhr Marie mich an. »Ich entscheide selbst, ob sie es verdient hat oder nicht! Scheinbar bist du genauso hohl wie sie!«

Oh nein, nicht schon wieder! Ich hatte vollkommen vergessen, dass man mit Marie und vielen anderen Menschen in meinem Alter nicht anständig diskutieren konnte. Eigentlich hatte ich gehofft, dass sich das mit der Pubertät ändern würde, aber manche Menschen schienen in der Hinsicht Spätzünder zu sein. Leider war mein 14-jähriges Ich nicht so nachgiebig wie mein erwachsenes Ich. Statt still zu sein, versuchte ich, Marie meinen Standpunkt zu erklären. »Marie!«, sagte ich laut. »Was du dir da zusammenargumentierst, ist großer Mist.

Du kannst nicht einfach so feindselig zu anderen Menschen werden. Stell dir mal vor, wie unsere Welt aussehen würde, wenn jeder so handeln würde wie du! Was, wenn in genau diesem Moment jemand so über dich redet, wie du über Clara redest? Würdest du das toll finden?«

»Ich bin ja nicht so nervig wie Clara, also sagen die Leute eh nur positive Sachen über mich«, erwiderte Marie.

Unsere Diskussion endete erst, als wir bei der Tagesgruppe angekommen waren. Doch zu einem Ergebnis waren wir nicht gekommen, es hatte sich lediglich mehr Frustration zwischen uns aufgestaut. Ich merkte, wie ich im Laufe des Tages immer angespannter wurde. Der ausgeprägte Gerechtigkeitssinn, den ich *Anders* zu verdanken hatte, hatte sich in meinem Inneren in Wut verwandelt, die jetzt nach einem Ventil suchte. Es war ein großes Fass, das zum Bersten voll war. Ich konnte dieses Gefühl nicht einfach abschalten. Es war da und wollte nach draußen.

»Hast du heute an allen Aktivitäten teilgenommen?«, fragte Frau Ester. Ich war gerade dabei, mit ihr die »Gutes-Verhalten«-Liste durchzugehen.

»Ja.«

»Hast du heute auch keine anderen Kinder beleidigt?«

»Ja. Also nein, habe ich nicht.«

»Hast du dich fair gegenüber den anderen Kindern verhalten?«

»Ja.«

»Hast du heute einen Streit mit einem Kind aus der Tagesgruppe gehabt?«

»Ähm ... ja.« In diesem Moment explodierte das Fass in meinem Inneren und ich schrie wahllos in den Raum hinein. »Wieso muss ich das hier machen? Wieso müssen wir jeden

Tag diesen verdammten Fragebogen durchgehen? Was bringt mir das denn am Ende? Ist man ein schlechtes Kind, nur weil man einen Streit hatte? In dem Fragebogen wird nicht mal gefragt, wie es zu dem Streit kam! Was, wenn ich nicht mal schuld daran war?! Dann bekomme ich trotzdem einen Punkt Abzug dafür!« Ich kannte kein Halten mehr. Immer mehr schrie ich mich in Rage. »Es reicht! Ich tu mir diese Scheiße hier schon seit fünf Jahren an, und so langsam hab ich genug! Das alles bringt mir einen Scheiß! Hier sind Kinder, die viel mehr Probleme haben als ich! Wissen Sie, wie schlimm das für mich ist? Ich muss mich jeden Tag in der Schule mit meinen blöden Mitschülern auseinandersetzen, ob ich will oder nicht. Danach muss ich hier in die Tagesgruppe und ein braves Kind sein und immer alles mitmachen, und das mit Kindern, die ich mir ebenfalls nicht ausgesucht habe! Und dann abends zu Hause habe ich manchmal auch noch Stress mit meiner Schwester! Ich hab genug davon! Alle reden immer von Gerechtigkeit, aber die gibt es überhaupt nicht! Die Welt, in der wir leben, ist zum Kotzen!«

Ich konnte nicht aufhören zu reden. Frau Ester versuchte immer wieder, mich zu unterbrechen, aber ich schrie einfach weiter und warf mich dabei vor Verzweiflung auf den Boden. Ich konnte meine Gefühle nicht anders ausdrücken, konnte nicht erklären, was *Anders* in mir auslöste. Immer wenn ich so einen Ausbruch hatte, dachte ich danach, wie krank ich doch war.

Aber war ich das wirklich? Oder wollte mich die Welt einfach nur in diese Schublade stecken? Da sowieso alle dachten, dass etwas nicht mit mir stimmte, und ich das mittlerweile schon selbst glaubte, machte es überhaupt keinen Unterschied mehr für mich, ob ich während dieser Ausbrüche versuchte, mich wieder unter Kontrolle zu bekommen, oder einfach weiter weinte und schrie. Ich war ja sowieso krank. Warum sollte ich da so tun, als sei alles in Ordnung?

Zu Hause angekommen, erwähnte ich kein Wort von dem, was heute passiert war. Stattdessen fragte ich meine Mutter, ob ich mit Nikoletta telefonieren dürfe. Wir beide telefonierten öfter miteinander, leider nur übers Festnetz, da weder Nikoletta noch ich ein Handy hatten. Manchmal war die Telefonrechnung unserer Familie deshalb sehr hoch, denn obwohl meine Mutter mir ein Limit von einer Stunde setzte, quatschten Nikoletta und ich oft stundenlang. Meine Gespräche mit meiner besten Freundin waren für mich das Highlight jedes Tages. Oft unterhielten wir uns nur über Animes und Mangas und malten uns Fantasieszenarien zu den entsprechenden Serien oder Büchern aus. Über unseren Alltag sprachen wir jedoch nie. Nikoletta hatte keine Ahnung, dass ich gemobbt wurde oder in eine Tagesgruppe gehen musste. Dass ich schon bei so vielen Psychologen war. Auch dass ich hochbegabt war, hatte ich ihr nicht erzählt. Sie kannte mich als Mensch, aber wusste nichts über mein Leben. *Anders* hatte sie noch nie gesehen. Oder vielleicht doch? Ich hatte sie noch nie gefragt.

In den letzten Wochen allerdings waren unsere Gespräche kürzer geworden, und Nikoletta fing an, mir Dinge aus ihrem richtigen Leben zu erzählen. Insbesondere darüber, dass sie einen Jungen toll fand. Ich merkte, wie ich deshalb eifersüchtig wurde, da ich mir ausmalte, wie sie bald mehr Zeit mit diesem Jungen verbringen würde als mit mir. Dabei waren Jungs doch ekelhaft! Und Beziehungen erst. Wie ekelhaft Sex sein musste, wollte ich mir da gar nicht ausmalen. Obwohl Nikoletta also versuchte, unsere Gespräche kürzer zu halten, hielt ich an diesem Ritual fest und versuchte, es so sehr in die Länge zu ziehen wie möglich. Ich war fast schon zwanghaft, denn ich hatte riesige Angst, meine beste Freundin zu verlieren. *Anders* ließ mich nicht erkennen, wie sehr ich mich an diese Freundschaft klammerte. Wie sehr ich Nikoletta brauchte und sie mit meiner Zuneigung erstickte. Bis zu diesem Abend.

»Klar kannst du mit Nikoletta telefonieren«, sagte meine Mutter. »Aber schau mal hier, sie hat dir auch einen Brief geschrieben. Der kam heute an.« Aufgeregt griff ich nach dem Brief. Es waren noch drei Tage bis zu den Osterferien, also würde ich Nikoletta eh bald wiedersehen. Es wunderte mich deshalb ein wenig, dass sie mir geschrieben hatte, aber ich dachte mir nicht viel dabei. Mit dem Brief in der Hand flitzte ich in mein Zimmer und setzte mich aufs Bett. Gespannt riss ich den Umschlag auf.

»Liebe Veronique«, las ich. »Ich habe lange darüber nachgedacht, ob ich dir diesen Brief schreiben soll, doch am Ende habe ich mich dazu entschlossen, einfach alle meine Gedanken aufzuschreiben. Ich war in der letzten Zeit sehr überfordert mit unserer Freundschaft. Du möchtest am liebsten 24 Stunden am Tag mit mir reden, und zwar immer nur über Animes und Mangas, nichts anderes. Du klammerst richtig doll, und ich komme damit nicht mehr klar, weshalb es in meinen Augen besser ist, diese Freundschaft zu beenden. Es tut mir sehr leid. Bitte ruf mich nicht mehr an und kontaktiere mich auch sonst nicht. Nikoletta.«

Schon während des Lesens breitete sich Panik in mir aus, die sich mit jedem weiteren Wort fast bis ins Unendliche steigerte. Der Raum fing an, sich um mich zu drehen, und ein Stechen fuhr durch meine Brust. So einen Stich hatte ich schon mal gespürt. Es war damals, als sich meine Eltern getrennt hatten und mein Vater aus der gemeinsamen Wohnung auszog.

Es war der Stich des Verlustes. Meine Vorahnung, dass ich Nikoletta verlieren würde, hatte sich bestätigt. Was blieb, war ein Schmerz, den ich niemandem auf der Welt wünschte.

Ich schrie so laut, dass meine Mutter schon fast panisch in mein Zimmer rannte. »Was ist passiert, Veronique?«, fragte sie. Sofort kam sie zu mir rüber und nahm mich in den Arm.

Ich hielt ihr nur den Brief entgegen, denn vollständige Worte brachte ich nicht heraus. »Nikoletta ... hat ... m... m... mich ...«, stotterte ich. »Keine ... Freunde ...« Dann schrie ich erneut auf. Meine Mutter verstand sofort, was passiert war. Sie hielt mich in diesem Moment einfach nur fest. Mehr konnte sie in dieser Situation auch nicht für mich tun, das wusste ich leider.

Ich verlor an diesem Tag die beste Freundin, die ich je gehabt hatte. So was ist für jeden Menschen schlimm, aber manche kommen damit besser klar als andere. Mich schmerzte der Verlust so extrem, weil ich schon davor unter enormen Verlustängsten gelitten hatte. Natürlich konnte ich das damals aber noch nicht in Worte fassen – ich war ja erst 14 Jahre alt.

Verlustangst beschreibt die Angst davor, eine geliebte Person oder einen anderen wichtigen Teil des Lebens zu verlieren. Wird diese Angst nicht durch eine reale Bedrohung ausgelöst und beeinträchtigt sie die Lebensqualität der betroffenen Person sehr stark, zählt sie als eine Angststörung. Oft dreht sich alles im Leben der betroffenen Menschen darum, eine Trennung zu verhindern, zum Beispiel in einer Beziehung. Dabei spielt es überhaupt keine Rolle, ob die eigenen Bedürfnisse durch den Partner erfüllt werden oder man mit ihm glücklich ist. Die Angst vor einer Trennung ist so groß, dass der oder die Betroffene eine emotionale Abhängigkeit entwickelt und deshalb oft in einer ungesunden, toxischen Beziehung bleibt.

Ich wusste in meiner Jugend nicht, dass ich unter genau dieser Art der Angst litt, und zwar in einem sehr extremen Ausmaß. Niemand hatte mir das je gesagt – keine der zahlreichen Psycholog*innen –, und auch ich selbst stieß erst sehr spät auf diese Information. In der Schule lernt man so etwas leider auch nicht. Die Trennung meiner Eltern und die zerbrochene Freundschaft zu Nikoletta waren für mich leider nur der Beginn dieser Angststörung. Sie begleitete mich eine lange Zeit, beeinflusste mein Verhalten und verursachte bei mir und anderen Menschen damit viel Kummer. Viele Menschen in meinem Umfeld bemerkten zwar, dass ich sehr anhänglich war, doch keiner führte es auf diese Angst zurück. Die Angststörung blieb lange undiagnostiziert, genauso wie auch niemand bemerkte, dass da ein *Anders* in mir drinsteckte. Was man bemerkte, war immer nur ich: Vero, die irgendwie komisch war.

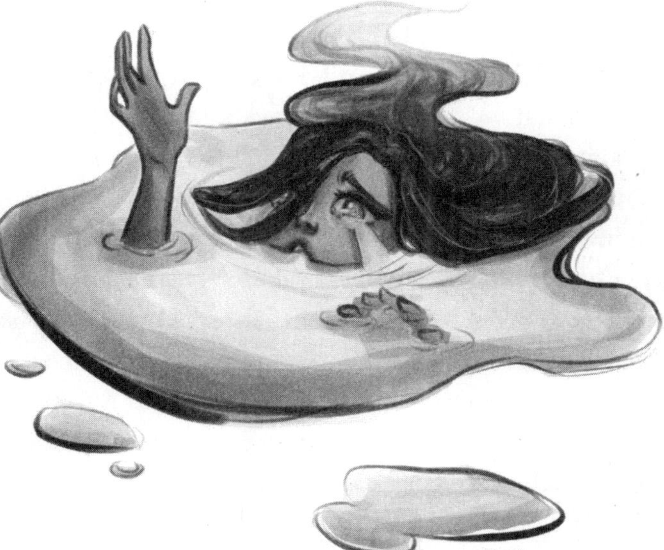

Klassenfahrt

»27, 28, 29 und 30! Klasse 8b ist komplett!«, rief Herr Martin dem Klassenlehrer unserer Parallelklasse zu. Wir saßen zusammen in einem Bus. Alle sechzig Schüler*innen unserer Stufe. Es war stickig, und ich war froh, einen Fensterplatz ganz vorn ergattert zu haben. Nur eineinhalb Stunden Fahrt lagen vor uns. Das war auszuhalten. Und dann: fünf Tage in einer Jugendherberge mitten in der Natur. Ein Teil von mir freute sich, denn Nina und ich hatten ein Zimmer für uns allein ergattert, ein anderer Teil hatte Bammel. Fünf Tage mit meinen Mitschüler*innen, fünf Tage ohne Fluchtmöglichkeiten. Wie das wohl werden würde?

Als der Bus losfuhr, wurde es hinter mir recht laut. Schüler*innen unterhielten sich, und es flogen Zettel und Stifte durch die Luft. Es dauerte nicht lang, bis mich einer dieser zusammengeknüllten Zettel am Hinterkopf traf. Neugierig faltete ich ihn auf. »Vero ist ein Opfer« stand groß und breit auf dem Papier. Ich rollte mit den Augen. Was Besseres war denen wohl nicht eingefallen.

Ich drehte mich um, um herauszufinden, wer den Zettel geworfen hatte. Mein Blick fiel auf Juli aus der Parallelklasse. Sie winkte mir freundlich zu. Komisch, dachte ich. Wieso war sie denn plötzlich so nett zu mir? Aufgeregt erwiderte ich ihr Winken. Da verschwand das Lächeln, und ihre Augen verzogen sich zu engen Schlitzen. Sie öffnete ihren Mund, aber bei all dem Krach war es mir unmöglich zu hören, was sie sagte. Nur anhand der Bewegung ihrer Lippen konnte ich den Satz entziffern: »Verpiss dich.« Was? Hatte sie das wirklich gesagt?

Wieder mal fragte ich mich, was das alles zu bedeuten hatte. Hatte sie den Zettel geworfen? Aber warum hatte sie mir dann so nett zugewunken?

Als der Bus eine Stunde später an unserem Zielort anhielt, ging ich rüber zu Juli. Ich wollte wissen, was hier los war. »Hey, sag mal, was wolltest du mir vorhin sagen?«, fragte ich. Tief in meinem Inneren kannte ich die Antwort schon, doch ein Teil von mir wollte, wie schon so oft, Vertrauen in die Menschheit haben. Ich wollte glauben, dass meine Mitschüler*innen auch nett sein konnten.

»Alter, sprich mich nicht an«, zischte Juli. »Hau ab, du Opfer!«

Okay, das war es dann mit dem Vertrauen ... *Anders* gab meinen Blick auf die Wirklichkeit frei. Juli war nicht meine Freundin, das verstand ich nun. Ich ging nicht auf ihre Provokation ein, sondern wendete mich schnell wieder ab. Hinter mir ertönte böses Gelächter.

Plötzlich legte mir Nina ihren Arm um die Schulter. »Hey, Vero, wir sind endlich da!« Sie strahlte. »Ich hab total Hunger. Hoffentlich gibt es was Leckeres.«

»Ach ja, daran habe ich gar nicht gedacht«, antwortete ich. »Was, wenn es nichts Gutes gibt? Wir müssen uns für den Notfall ausrüsten!« Ich fühlte mich plötzlich sehr energisch.

»Für den Notfall ausrüsten?« Nina lachte. Aber ich wusste, dass sie froh über meinen Vorschlag war, denn genau wie ich mochte sie nicht alles, was man ihr vorsetzte. Auf dem Weg zur Jugendherberge schauten wir uns deshalb nach einem Supermarkt um.

»Wir haben echt Glück!«, sagte ich und zeigte auf eine Art Tante-Emma-Laden, der sich gleich neben unserer Unterkunft befand. Ich mochte solche kleinen Supermärkte, denn das Gute an ihnen war, dass es nicht hundert verschiedene Ausführungen von jedem Produkt gab. So konnte man sich viel schneller entscheiden.

Wir betraten den kleinen Laden und liefen durch die Gänge. Plötzlich erwischte mich etwas in der Seite, und ich fiel fast um. Als ich mich umsah, erblickte ich Juli, die mich mit ihrer Schulter angerempelt hatte. Ich hielt inne und erinnerte mich daran, dass Gewalt keine Lösung war. Stattdessen presste ich ein »Hey! Geht's noch?« heraus. Natürlich bekam ich keine Antwort, nur das böse Gelächter von vorhin setzte wieder ein. Zusammen mit ihren zwei Freundinnen trat Juli den Rückzug an, und ich hörte nur noch, wie sie mir aus der Ferne ein leises »Opfer« zuflüsterten.

»Diese Weiber nerven!«, sagte ich an Nina gewandt.

»Ja, voll.« Sie nickte. »Solche blöden Gänse!« Immerhin konnte ich mit meiner Freundin Frust ablassen.

Zu unserer großen Freude gab es zum Abendessen tatsächlich etwas Superleckeres: Spaghetti Bolognese! Wir aßen alle zusammen in einem großen Saal, wie man ihn in den meisten Jugendherbergen findet. Das Essen war in Form eines Selbstbedienungsbuffets aufgebaut. Mit meinem Tablett stellte ich mich in die Warteschlange. Leider stellte sich gleich hinter mich die berüchtigte Juli. Als ich mich zu ihr umdrehte, lächelte sie mich erneut an. Die hatte sicher wieder etwas total Blödes vor, das wusste ich ganz genau. Nachdem ich an der Reihe war und mein Tablett beladen hatte, hielt ich es besonders gut fest. Vorsichtig lief ich in Richtung meines Tisches, als ich von hinten auch schon Juli kommen hörte. Ich verließ mich voll und ganz auf meinen Gehörsinn. Juli kam von links, das hieß, ich wich nach rechts aus, um nicht mit ihr zu kollidieren. Drei, zwei, eins! »Juhu!« Erfolgreich ausgewichen. Ich konnte mir einen kleinen Siegesruf nicht verkneifen und schaute Juli herausfordernd an. Mich machst du nicht fertig, sagte mein Blick. Ich studierte ihre Gesichtszüge und konnte genau erkennen, dass sie wütend darüber war, mich dieses Mal nicht erwischt zu haben. Noch dazu hatten einige Schüler*innen die Situation beobachtet und jubelten mir nun tatsächlich zu. »Krasse Reflexe, Vero!«, rief jemand. Ich fühlte mich geschmeichelt und musste ein wenig schmunzeln. Endlich hatte ich einen Weg gefunden, um solchen Situationen gekonnt auszuweichen. Und zwar wortwörtlich! Ich war schon ein bisschen stolz auf mich deswegen. Das Ganze hatte sich fast so angefühlt wie eine Szene aus einem Kampffilm, nur nicht so dramatisch. Die Spaghetti schmeckten mir dafür umso besser, und der erste Abend der Klassenfahrt war ein voller Erfolg.

Im Lauf der nächsten Tage versuchten Juli und ihre Anhängerinnen, mich bei jeder Gelegenheit, die sich ihnen bot, in die Pfanne zu hauen. Ob sie mich nun schubsten oder mir einfach Beleidigungen an den Kopf warfen. Am schlimmsten war aber ihr fieses Lachen. Ich hatte keine Ahnung, womit ich das verdient hatte, und so langsam riss mir der Geduldsfaden. Immer wieder musste ich mir ins Gedächtnis rufen, dass ich keine Gewalt mehr anwenden wollte, egal wie sehr man mich provozierte. Manchmal schaffte es Juli tatsächlich, mich anzurempeln, aber meistens konnte ich ausweichen. Trotzdem hatte ich wohl schon einige blaue Flecken auf meinem Rücken, die ich ihrem Ellenbogen oder ihrer Schulter zu verdanken hatte.

Zum Glück war die Klassenfahrt mittlerweile schon fast zu Ende. Heute war der letzte Tag. Am Abend würden wir noch eine Nachtwanderung machen, und dann wäre der Stress endlich vorbei. Es war gerade mitten am Nachmittag, und ich war auf dem Weg in Richtung meines Zimmers, als mir Juli mit ihrer Girl-Gang auf dem Gang entgegenkam. »Auf drei sagen wir alle ›Opfer‹«, hörte ich sie schon von Weitem sagen. Diesmal konnte ich mich nicht beherrschen. »Eins ... zwei ... dr...« Bevor sie ihren lächerlichen Countdown beenden konnte, traf meine Faust sie mitten ins Gesicht. Es war einfach zu viel. Die ganze Woche lang hatte ich mich rumschubsen lassen und alles ignoriert, was man mir an den Kopf geworfen hatte. Doch jetzt war das Fass übergelaufen, ich war mit meiner Geduld am Ende.

Sofort nach dem Faustschlag rannte ich los auf mein Zimmer und schloss die Tür hinter mir ab. Ich wusste, was gleich passieren würde.

»Was ist los, Vero?« Erschrocken schaute Nina mich an. Ich hatte nicht gewusst, dass sie gerade auch in unserem Zimmer war.

»Ähm, ich glaube, du solltest diese Tür erst mal nicht öffnen«, sagte ich.

»Wieso? Was ist passiert?« Sie starrte mich fragend an.

»Juli hat mich mal wieder geärgert, da habe ich ihr ins Gesicht geschlagen. Ich habe einfach die Kontrolle verloren. Sie könnte jeden Mom...«

Julis Stimme unterbrach mich. »Mach die Tür auf!«, schrie sie auf dem Flur direkt vor unserem Zimmer. Keine Sekunde später hämmerte es wie wild an unsere Zimmertür. Das Klopfen war so laut, dass ich Angst hatte, die Tür würde einfach aus den Angeln fallen.

»Ach, du Scheiße!« Nina war genauso verängstigt wie ich. Draußen wurde es immer lauter. Immer mehr Schüler*innen versammelten sich vor unserer Tür und feuerten Juli an. »Schlag die Tür ein!«, brüllten einige von ihnen. »Komm raus, du Opfer!«, schrie jemand anderes. Plötzlich legte sich der Lärm, und eine mir bekannte Stimme ertönte. Sie klang ruhiger als die Stimmen zuvor. »Hört auf, Leute, ihr benehmt euch wie Affen!«, sagte sie. Und dann: »Hey, Vero, ich bin's, Ersa. Es ist alles okay. Darf ich reinkommen, und wir sprechen über das, was passiert ist?«

Ich weiß nicht, wieso ich immer wieder neues Vertrauen in die Menschen schöpfen wollte. Obwohl ich in diesem Moment riesige Angst hatte, wollte ich daran glauben, dass meine Mitschüler*innen und ich die Sache friedlich regeln konnten. Immerhin hörte Ersa sich recht freundlich an, und ich wusste außerdem, dass sie jemand war, die nicht allzu oft in Streitigkeiten verwickelt wurde. Mir hatte sie bislang auch noch nie etwas getan. »Okay«, sagte ich also. Langsam öffnete ich die Tür.

Es dauerte keine Zehntelsekunde, bis die gesamte Masse an Schüler*innen in unser Zimmer stürmte. Ich wurde von dem Strom in die Mitte des Raumes gedrängt. In unserem winzigen Zimmer befanden sich auf einmal um die vierzig Schüler*innen, und ich mittendrin. Es war unglaublich eng, und alles war so schnell passiert, dass ich mich überhaupt nicht mehr zurechtfand. *Anders* war an meiner Seite, doch es konnte mir nicht helfen. Ich sah, wie Nina auf der anderen Seite des Zimmers von unseren Mitschüler*innen an einen Schrank gepresst wurde. Mich hingegen schubsten und schlugen sie – und dann stand plötzlich Juli vor mir. Die anderen bildeten einen

Kreis um uns, so ähnlich wie beim Wrestling, während Juli in Kampfstellung ging. Alle möglichen Sätze wurden durch den Raum geschrien: »Mach sie fertig!« – »Kämpft!« – »Zeig's ihr!« Das alles war viel zu viel für mich, doch ich stand einfach nur regungslos da, so wie ein Hamster, der in eine Hamsterstarre verfallen war. Egal wie viele Schläge ich abbekam, ich konnte mich nicht wehren. Ich war viel zu überwältigt. Es war fast so, als befände ich mich gar nicht im selben Zimmer wie die anderen, zumindest nicht mein Geist. Er war überhaupt nicht da. Nur mein Körper stand in ihrer Mitte und musste alles ertragen, was sie mir antaten.

Manche Schüler*innen kletterten auf unsere Betten. Andere hatten ihre Handys herausgezogen und filmten Juli und mich. Dann plötzlich holte jemand eine Taschenlampe hervor und leuchtete Nina und mir damit in die Augen. Es war furchtbar und schien sich ewig hinzuziehen. Was ich spürte, war mehr als Platzangst. Es war Terror.

»Feueralarm!« Eine Sirene dröhnte schrill über die vielen Köpfe hinweg und holte mich zurück in die Wirklichkeit. Vor mir sah ich, wie sich die Masse an Schüler*innen aus dem Raum zwängte, und zwar alle gleichzeitig. So schnell, wie sie in unser Zimmer gestürmt waren, strömten sie nun wieder nach draußen. Plötzlich war der Raum leer, und es war so, als ob überhaupt nichts passiert wäre. Doch es war etwas passiert. Etwas Furchtbares.

In diesem Moment versagten meine Knie, und ich sank zu Boden. Nina sah mir mit geschocktem Blick in die Augen, und wir fielen uns in die Arme. Minutenlang hielten wir uns so fest und zitterten und weinten. Auch als Herr Martin in unser Zimmer gerannt kam, saßen wir noch so da. Unser Klassenlehrer sah sauer aus. »Warum war der Feueralarm an?«, schrie er. »Was hast du gemacht? Was ist passiert?«

Wütend schaute ich Herrn Martin an und warf ihm aufgebracht entgegen: »Sie wagen es, uns anzuschreien? In diesem Moment? Sie wissen nicht mal, was gerade passiert ist!« Ich schniefte. »Sie haben mich und Nina geschlagen, getreten, uns sogar gefilmt! Schauen Sie es sich doch selbst an! Ich bin mir sicher, irgendeiner dieser geistig Gestörten hat das Video noch nicht gelöscht!«

Wortlos verließ Herr Martin das Zimmer.

»Es tut mir so leid, Nina«, sagte ich unter Tränen zu meiner Freundin. »Das ist alles nur meine Schuld. Ich hätte sie nicht schlagen dürfen.«

»Du konntest nicht wissen, dass sie so was machen würden«, sagte Nina.

»Trotzdem – es tut mir so unendlich leid«, schluchzte ich.

Wir hielten uns noch eine Weile in den Armen, bis das Zittern langsam nachließ. Da betrat Herr Martin erneut das Zimmer.

»Es tut mir sehr leid, Veronique«, sagte er. Ich sah ihn skeptisch an. »Ich habe die Aufnahmen gesehen und erfahren, was passiert ist. Eine Schülerin hat den Feueralarm ausgelöst, um die Situation irgendwie zu beenden.«

Ich zögerte kurz und fragte dann: »Was passiert nun? Ich möchte nach Hause. Ich will einfach nur noch nach Hause.«

»Das geht leider nicht«, sagte er leise. »Schau mal, es ist nur noch eine Nacht. Nicht mal mehr 24 Stunden, und du bist wieder zu Hause.«

»Aber ich will hierbleiben und nicht zur Nachtwanderung«, bettelte ich.

Er schaute mich ernst an. »Komm schon, Veronique. Sie werden sich alle bei dir entschuldigen. Und ihr Verhalten wird Konsequenzen haben, keine Sorge.«

Ich versuchte, Herrn Martin zu glauben, aber ich hatte einfach keine Kraft mehr. Das letzte Fünkchen Hoffnung war aus meinem Körper gewichen. Ich konnte nicht mehr. Was sollte noch alles passieren? Wer würde meinetwegen noch alles leiden?

Nina und ich mussten an diesem Abend tatsächlich mit zur Nachtwanderung kommen. Wie Herr Martin versprochen hatte, entschuldigten sich unsere Mitschüler*innen davor bei uns. Zumindest die aus unserer Klasse. Dazu versammelten wir uns alle im Speisesaal der Jugendherberge.

»Ich will nie wieder erleben, dass so etwas passiert«, sagte Herr Martin ernst. »Das war mehr als nur Fehlverhalten. Ich werde jedes einzelne Handy konfiszieren, und das Video wird gelöscht! Sollte ich jemanden erwischen, der dieses Video noch hat und weiterverbreitet, wird er ein ernstes Gespräch mit dem Direktor führen müssen. Des Weiteren haben wir Lehrer beschlossen, dass bei der Abschlussklassenfahrt in der zehnten Klasse keine Handys oder elektronischen Geräte erlaubt sind. Das habt ihr euch selbst eingebrockt! Es wird noch mehr passieren, wenn wir wieder in der Schule sind. Macht euch darauf gefasst.« Er gab sich wirklich Mühe bei seiner Rede, doch im Hintergrund hörte ich trotzdem ein paar Schüler*innen lachen.

Tiefpunkt

Ich schaute aus dem Busfenster und erspähte sofort das Auto meiner Mutter. Als sich die Bustür öffnete, rannte ich direkt zu ihr, ohne die Ansprache des Lehrers abzuwarten oder mich von irgendjemandem zu verabschieden. Tränen strömten mir übers Gesicht, während ich meine Mama viel zu lange umarmte. Sofort wusste sie, dass etwas passiert war. Ich schnappte mir meine Tasche, und wir fuhren nach Hause. Erst als wir dort angekommen waren, konnte ich über alles sprechen.

»Auf der Klassenfahrt ist etwas Schlimmes passiert«, sagte ich. »Doch ich durfte nicht nach Hause.« Detailliert erzählte ich ihr, was geschehen war. Als ich fertig war, funkelten ihre Augen wütend. Das konnten sowohl ich als auch *Anders* genau erkennen.

»Das ist ja furchtbar«, sagte sie nach einem kurzen Moment des Schweigens. »Ich werde gleich am Montag in die Schule gehen. Das geht gar nicht! Wir werden Anzeige erstatten!«

Eine Anzeige? Ob das etwas bringen würde? Ich konnte darauf nichts erwidern. Wer wusste schon, was in so einem Fall die beste Reaktion war. In diesem Moment wollte ich einfach nur in mein Zimmer. Ich war so müde und erschöpft. Nicht nur wegen dieser Situation, sondern einfach wegen allem, was immer wieder in meinem Leben geschah. Die ganze Scheiße, die ich schon durchgemacht hatte – und das, obwohl ich gerade mal 15 Jahre alt war.

Der nächste Montag kam, und ich wälzte mich aus dem Bett. Trotz des Stresses, der mich heute in der Schule erwarten würde, freute ich mich auch irgendwie auf den Tag. Insbesondere den Nachmittag. Denn heute war mein letzter Tag in der Tagesgruppe. Man hatte endlich beschlossen, dass ich nicht mehr dort hingehen musste. Mir war das mehr als recht, denn ich wollte dort auch nicht mehr hin. Das hatte ich klar kommuniziert. Meine Mutter hatte bemerkt, was für eine Belastung die Tagesgruppe mittlerweile für mich darstellte, und sich dafür eingesetzt, dass ich diesen Teil meines Lebens endlich hinter mir lassen konnte. Aber erst mal ging es mit ihr zusammen in die Schule.

Kaum waren wir angekommen, verschwand sie im Zimmer des Direktors. Auch Herr Martin wurde dazugerufen, aber ich musste draußen warten. Nach einigen Minuten kam meine Mutter wieder heraus.

»Hallo, mein Schatz.« Sie streichelte mir übers Haar. »Ich werde nachher noch ein persönliches Gespräch mit deinem Klassenlehrer führen wegen der Anzeige. Außerdem habe ich gehört, dass heute noch ein paar Kriminalpolizisten in die Schule kommen, um ein ernstes Wörtchen mit der Klasse zu reden. Es ist gut, dass die Schule das diesmal nicht auf die leichte Schulter nimmt. Du kannst dir sicher sein, dass diese Sache Konsequenzen haben wird. Ich hab dich lieb und muss jetzt los. Bis später!« Sie drückte mich fest.

»Bis dann. Ich hab dich auch lieb, Mama.« Ich winkte ihr noch nach, bis ich Nina am Ende des Ganges entdeckte. Sie kam langsam auf mich zu. Mein Bauchgefühl sagte mir schon, dass jetzt irgendetwas Unangenehmes passieren würde – als wäre das alles noch nicht genug gewesen.

»Hallo, Vero«, sagte Nina leise. »Ich hoffe, dir geht's besser? Hör mal, ich muss dir etwas sagen …«

»Hey, Nina, mir geht's okay«, antwortete ich. »Ich hoffe, du hast dich auch etwas erholt.«

»Also hör mal, Vero, ich möchte mich entschuldigen«, sagte Nina. »Ich war in der letzten Zeit nur mit dir befreundet, weil du mir sehr leidgetan hast ... Aber ich habe gemerkt, dass das nicht richtig von mir ist, und ich bin froh, endlich ehrlich zu dir sein zu können.« Sie schaute auf den Boden. »Du kannst dafür nichts, und es tut mir wirklich leid, was dir immer so passiert. Aber ich kann einfach nicht mehr mit dir befreundet sein.«

Ich nickte stumm. Was sollte ich dazu sagen? Mir fehlten die Worte. Wieso musste mein Bauchgefühl gerade jetzt recht haben? Warum passierte eine furchtbare Sache nach der anderen? Ich fühlte mich wie im falschen Film. Warum führte man eine Freundschaft aus Mitleid? Freundschaft war doch etwas Schönes. Sie sollte nichts mit Zwang zu tun haben. Man war mit einer Person befreundet, weil man gern Zeit mir ihr verbrachte. Was hatte Mitleid damit zu tun?

»Aus Mitleid? Wieso? Ich verstehe das nicht.« Wieso, wieso? Diese Frage war doch unnötig. Wieso stellte ich denn überhaupt noch Fragen? Was wollte ich damit erreichen? Hatte ich denn je eine plausible Antwort bekommen? Ich weiß nicht, ob Nina damals etwas erwiderte, jedenfalls kam es nicht bei mir an. Die Stimme in meinem Kopf war zu laut. Ohne Pause schrie sie mich an und ließ mich wissen, dass alles in meinem Leben sinnlos war. Alles Mist. Wie sollte ich denn wissen, wer es gut mit mir meinte, wer wirklich mein Freund war und wer alles nur fakte? Ich war einfach nicht wie die anderen. Ich war *Anders*. Aber ich wollte nicht so sein. Ich wollte dieses Ding in mir drin loswerden, ich wollte genauso sein wie alle anderen. *Anders* war Gift! Ich konnte nicht mehr! Und nun? War es das? War das das Ende? Der Totalzusammenbruch? War ich endlich am Boden angekommen, oder musste ich noch tiefer fallen? Und würde ich jemals wieder nach oben kommen?

Ich bemerkte nicht, wie Nina wegging, aber als ich wieder zu mir kam, stand sie plötzlich nicht mehr vor mir. Sie war einfach weg. Wie viel Zeit war vergangen? Erst jetzt merkte ich, wie aufgequollen mein Gesicht war und dass der Boden vor mir nass glitzerte. Es waren meine Tränen. Wenn ich mir die vielen Tropfen so anschaute, musste ich hier wohl schon eine ganze Weile gestanden haben.

Ich strich mir einmal fest mit dem Unterarm über das Gesicht und hoffte, dass mein Pullover den Großteil der Tränen aufgesogen hatte. Es war genug! Ich wollte, dass es aufhörte! Um neue Kraft zu schöpfen, atmete ich ein paarmal tief ein und aus und betrat dann den Informatikraum. Zu meiner Überraschung sah ich, dass vorn am Pult bereits zwei Polizisten standen und einen Vortrag hielten.

»Und nun kommen wir zum Thema Cybermobbing und welche Auswirkungen das für die Opfer haben kann«, sagte einer der Polizisten. »Schauen wir uns mal ein Beispiel an. Das Opfer – nennen wir sie doch mal ›Veronika‹ – ist gerade auf einer Chatseite unterwegs.«

Nein! Das war doch jetzt nicht wirklich passiert, oder? Die hatten das Opfer in dem Beispiel ernsthaft Veronika genannt? Waren die bescheuert? Ein paar Köpfe drehten sich zu mir um, und ich hörte Gekicher aus einigen Ecken des Raumes. Es war offensichtlich, dass meine Mitschüler*innen die Präsentation nicht mehr ernst nehmen konnten, nachdem die Polizisten den Namen »Veronika« erwähnt hatten. Was für eine lächerliche Taktik, um den Schüler*innen zu zeigen, wie schlimm Mobbing sein konnte. Damit hatten sie genau das Gegenteil erreicht. Jetzt fühlte es sich so an, als ob sogar die Polizei mich mobben wollte. Ich konnte das in diesem Moment einfach nicht ertragen und flüchtete aus dem Zimmer. Dabei knallte ich laut die Tür hinter mir zu. Es reichte jetzt einfach! Ich rannte aus dem Schulhaus und den gesamten Weg bis nach Hause. Vermutlich sah ich dabei aus wie eine Irre, doch ich wollte einfach nur weg. Ich wollte nicht zurück in die Schule, und ich wollte auch nicht in die Tagesgruppe. Ich wollte nicht, dass sie dort eine Abschiedsfeier für mich veranstalteten. Was sollte mir das bringen? Das war doch alles nur Show! Ich wollte einfach nur allein in meinem Zimmer sein.

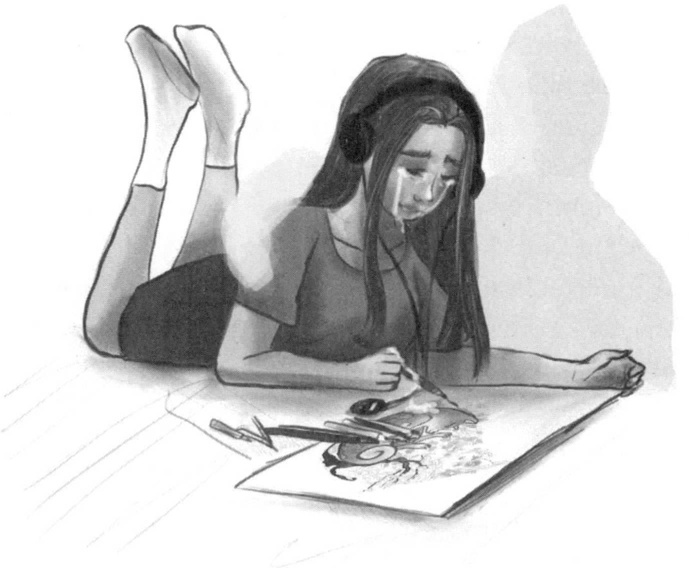

Als ich zu Hause angekommen war, holte ich meine Stifte hervor und begann zu malen. Ich zog mich in meine eigene

Welt zurück und hörte laut Musik. So konnte ich noch tiefer in mein eigenes Reich eintauchen. Ich war einfach nur froh, dass gerade keiner da war und ich mich vor niemandem rechtfertigen musste. Es dauerte nicht lang, bis das Papier vor meinen Augen verschwamm. Tränen tropften auf das Blatt vor mir. Wieder einmal weinte ich. Ich weinte so oft. Als ich dort so dasaß, fragte ich mich, wie viele Tränen ich in meinem Leben wohl schon vergossen hatte. Und wozu das alles? Was brachte mir das Weinen? Dennoch tat ich es immer wieder. Ich setzte mich auf mein Bett und umarmte meinen Teddybär. Ich wollte das alles nicht mehr. Wann würde diese Scheiße aufhören? Ich wollte mein Zimmer nie wieder verlassen. Dabei war die Schule doch so wichtig. Ohne Schulbildung würde man es später zu nichts bringen. Oder? Ich hatte zu große Angst, um es darauf ankommen zu lassen.

»Veronique, ist alles okay?« Eine Stimme riss mich aus meinen Gedanken. Es war meine Mutter, die in der Zimmertür stand und mich fragend anschaute. »Solltest du nicht eigentlich noch in der Schule sein?«

»Ähm, ich bin nach Hause gegangen, ich konnte einfach nicht mehr.« Während ich ihr erzählte, was passiert war, blickte ich hinab auf meinen Teddy. Ich konnte meiner Mutter nicht ins Gesicht schauen.

»Oh Mann«, seufzte sie. »Ich komme gerade von deinem Klassenlehrer. Er hat mich förmlich angebettelt, dass wir keine Anzeige erstatten. Der Vater von einem deiner Mitschüler hat Krebs, und die Situation ist eh schon sehr belastend. Am Ende habe ich zugestimmt.«

Ich nickte wie in Zeitlupe. Was sollte ich dazu schon sagen? Mich belastete die Situation doch auch. Wie sollte ich mich in

Zukunft verhalten? Ich könnte wieder ausrasten, aber das brachte doch nichts. »Okay«, sagte ich leise. »Ich versuche einfach durchzuhalten. Es ist nur noch ein Schuljahr. Das allerletzte.«

»Du bist sehr stark, mein Schatz!« Meine Mutter legte ihre Hand auf meine Schulter und streichelte mich sanft.

Stark? War ich das wirklich? Na ja, ich musste es eben sein. Am Ende half mir ja doch keiner. Ich konnte die zärtliche Geste meiner Mama in diesem Moment nicht erwidern. Ich wollte nicht mehr schwach sein und weinen. Stattdessen versuchte ich, ein Schild um mich herum aufzubauen. Ein Schild, das mich in Zukunft beschützen würde.

In den kommenden Wochen verschwand ich jeden Tag direkt nach der Schule in meinem Zimmer. Ich saß viel am PC und verkroch mich in meiner Game- und Anime-Welt. War ich nicht mit Computerspielen beschäftigt, malte ich. Zu meiner Oma fuhr ich fast gar nicht mehr, seit Nikoletta den Kontakt abgebrochen hatte. War ich dort, dann tat es einfach nur weh, die ganzen Orte zu sehen, an denen ich mit ihr zusammen Zeit verbracht hatte. Die Briefe und Geschenke, die ich von ihr bekommen hatte, hatte ich noch am gleichen Tag, an dem sie mir die Freundschaft gekündigt hatte, verbrannt. Ein harter Schnitt, aber ich brauchte diese glatte Trennung.

Zur Tagesgruppe ging ich nicht mehr, die war endlich vorbei. Wenigstens das musste ich mir nicht mehr antun, auch wenn es eine der wenigen Möglichkeiten gewesen war, mal rauszukommen. Aber ich wollte gerade nicht nach draußen. Zu Hause war der einzige sichere Ort. Ich wollte niemanden sehen, wollte nichts Neues ausprobieren. Da draußen gab es nichts, das mich reizte.

An einem dieser endlosen Nachmittage, die ich allein in meinem Zimmer verbrachte, klopfte es an meine Tür. »Hey, darf ich reinkommen?«, fragte die Stimme meiner Mutter.

»Klar, Mama.« Sie kam herein und setzte sich zu mir aufs Bett. Ihre Augen schauten mich traurig an. »Hör mal, du gehst seit Wochen nicht mehr vor die Tür, nicht mal zum Einkaufen oder so. Ich weiß, dass dich das mit der Schule sehr belastet, aber das ist doch kein Leben!«

»Ich lebe. Hier, fühl mal, mein Puls, der macht bum, bum, bum.« Ich streckte ihr meinen Arm entgegen.

»Nein, das meine ich doch nicht!« Sie seufzte. »Nimm doch nicht immer alles so wörtlich!«

»Tu ich aber«, sagte ich genervt. Es war nicht das erste Mal, dass sie mein Verhalten seit der Klassenfahrt ansprach. »So dramatisch ist das doch nicht!«

»Ich mache mir eben wirklich Sorgen«, sagte sie. »Auch wenn es nervig ist, aber so sind Mütter nun mal! Akzeptier das, bitte. Ich habe mich wieder mit dem Jugendamt in Verbindung gesetzt.«

Ich schaute noch genervter als zuvor. »Wieso denn das schon wieder? Bitte nicht schon wieder so eine dumme Tagesgruppe! Da mach ich nicht mit! Das bringt doch nix, Mama! Wie oft waren wir jetzt schon bei irgendwelchen Leuten, die angeblich so schlau sind, und am Ende wissen sie trotzdem nicht, was ich habe!« Ich sprang auf und fing an, panisch im Kreis zu laufen. »Wenn ich wirklich etwas hätte, hätte man doch schon längst eine Lösung gefunden, oder? Hat aber keiner! Nur weil ich ein bisschen schlauer oder intelligenter bin als andere – keine Ahnung, wie das dumme Wort dafür heißt –, bedeutet das noch lange nicht, dass die Leute immer wieder an mir rumexperimentieren dürfen! So fühlt sich das nämlich so langsam an!« Das Wort, das ich suchte, war »Hochbegabung«. Manchmal fielen mir die einfachsten Wörter nicht ein, wenn ich so aufgebracht war wie in diesem Moment.

»Es muss aber irgendwas sein«, sagte meine Mutter. »Ich will doch nur das Beste für dich!«

Ich schnaubte. Wäre dieses Gespräch nicht bald vorbei, würde ich komplett ausrasten! »Okay, Mama«, presste ich schließlich hervor, »ich rede noch ein allerletztes Mal mit jemandem – und dann ist Schluss. Aber wirklich nur noch ein Mal. Und falls das nichts bringt, hörst du auf, mir immer wieder jemand Neues auf den Hals zu hetzen!«

Sie nickte. »Danke, Veronique. Ich hoffe doch auch nur, dass man dir irgendwie helfen kann.« Dann fing sie an zu weinen. Ich wusste ja, dass sie mir nur helfen wollte. Aber ich hatte einfach keine Kraft mehr.

Lichtblick

And if I'm gonna talk
I just wanna talk
Please don't interrupt
Just sit back and listen

Es war Nachmittag, und ich saß mal wieder in meinem Zimmer. Aus meinen Lautsprechern dröhnte der Song *Last Flowers* von Radiohead. Dieses Lied verlor einfach nie seine Wirkung – es machte förmlich süchtig. Manche Lieder berührten mich ganz tief in meinem Herzen und halfen mir dabei, im Leben voranzuschreiten. Dank *Anders* war ich in der Lage, Songtexte richtig schnell auswendig zu lernen. Wenn ich heutzutage Lieder aus meiner Jugend höre, weiß ich noch genau, wie der Text geht. Mein Kopf ist ein wenig so wie eine Festplatte, die mehr Speicher hat als der Kopf des durchschnittlichen Menschen. Ich sang damals auch gern Karaoke. Aber nur für mich allein. Meine Stimme fand ich gar nicht so schlecht. Aber ich hatte auch niemandem, dem ich hätte vorsingen können, um Feedback zu bekommen.

Plötzlich klopfte es an meiner Zimmertür. »Darf ich reinkommen?«

»Aah!« Ich schrie kurz auf. Obwohl ich durch das Klopfen vorgewarnt wurde, hatte ich mich mal wieder erschreckt. Meine Mutter hatte schon öfter gefragt, ob ich etwas zu verbergen habe oder warum ich sonst immer so schreckhaft sei. Aber es gab dafür keinen bestimmten Grund.

»Erschreck mich doch nicht so!«, sagte ich, während sie jetzt ihren Kopf zur Tür hereinstreckte.

»Das ist bei dir schwerer, als du denkst«, sagte sie. »Was ich sagen wollte: Morgen kommt eine Familienhelferin zu uns. Du musst also noch nicht einmal irgendwo hingehen!«

»Okay, das ist doch mal was Gutes«, sagte ich. »Immerhin etwas.«

Meine Mutter atmete erleichtert aus. »Prima. Du wirkst recht glücklich gerade.«

»Ja, so weit ist alles okay bei mir.« Ich vermutete, dass das an der Musik lag. Meine Lieblingssongs konnten meine Laune wirklich stark beeinflussen. »Noch was?«

»Nein, mach ruhig weiter, ich möchte dich nicht stören.« Sie lächelte mir zu und machte sich daran, die Tür zu schließen.

»Danke dir, Mama.«

Als ich wieder allein war, fiel mir ein, dass ich bis morgen noch ein paar Hausaufgaben machen musste. Ich kramte einige Hefte aus meiner Schultasche. Was für ein Chaos hier drin herrschte! Ich musste echt mal wieder aufräumen! Ich öffnete die Klappe in meinem Schrank, in dem der Rest meiner Schulsachen verstaut war, und sah dort noch mehr ungeordnete Blätter herumfliegen. Hier musste echt Ordnung her.

Die nächsten Stunden verbrachte ich mit Aufräumen. Manchmal tat das richtig gut. Zwar stöberte ich meistens erst mal stundenlang in der Unordnung herum, bevor ich wirklich klar Schiff machte, aber das gehörte in meinen Augen einfach dazu. Huch, hier war ja noch ein Heft aus der sechsten Klasse! Ich blätterte durch die Seiten. Es war ein Matheheft, überall waren Gleichungen und Zahlen. Nach ein paar Sekunden stieß ich auf eine ganz besondere Seite. Dort hatte ich geometrische Figuren auf das karierte Papier gezeichnet und sie mit der richtigen Beschriftung versehen. Zylinder, Quader, Kugel und ... kugelrundiges Dreieck! Ich musste schmunzeln, als ich den letzten Begriff las. Als wir in der sechsten Klasse diese Formen gelernt hatten, meldete ich mich bei der Frage, wie diese eine geometrische Figur genannt wurde. Eigentlich wusste ich die richtige Antwort. Es war ein Kegel, der dort abgebildet war. Doch *Anders* kam mir mal wieder zuvor und blockierte mich. Um mich herum hörte ich Geflüster. Das verunsicherte mich noch mehr, also versuchte ich irgendwie, die Form, die ich vor mir sah, mithilfe anderer Worte zu beschreiben. Was dabei herauskam, war: kugelrundiges Dreieck. Wenn man nämlich einen Kegel von unten betrachtete, war er rund. Von der Seite jedoch sah er aus wie ein Dreieck. Ich fand diese Umschreibung sehr gut. Manchmal half mir *Anders* auch dabei, sehr kreativ zu sein.

Ich entschied mich dazu, das Matheheft zu behalten, und kramte weiter herum. Es vergingen bestimmt mehr als sieben Stunden, und als ich mit Aufräumen fertig war, war es bereits spät in der Nacht. An diesem Punkt hatte ich mein komplettes Zimmer sortiert und sauber gemacht. Was mit den ungeordneten Blättern angefangen hatte, war zu einem richtigen Großputz geworden. Wenn schon, denn schon. *Anders* ist halt extrem. Ganz oder gar nicht, das ist sein Motto. Die Hausaufgaben hatte ich dazwischen auch irgendwie hinbekommen.

Der nächste Tag kam schneller als gedacht. Vielleicht lag das auch daran, dass die Nacht so kurz war. Meine Mutter hatte mir nicht gesagt, wann die Familienhelferin kommen würde, also blieb ich einfach wie jeden Tag den gesamten Nachmittag in meinem Zimmer. Ich saß gerade am PC und spielte ein Onlinegame, als es an meiner Tür klopfte. Es war ein neues Klopfen, eines, das ich noch nicht kannte. Es war sanft und leise, aber dennoch gut hörbar. Irgendwie machte es mich neugierig.

»Ja?«, sagte ich.

Eine große blonde Frau öffnete meine Zimmertür. Sie war farbenfroh gekleidet und machte einen sympathischen Eindruck auf mich. »Hallo, du musst Vero sein«, sagte sie. »Ich bin Frau Schallmo, eure Familienhelferin. Darf ich reinkommen?« Auch ihre Stimme passte zu der Art, wie sie an meiner Zimmertür geklopft hatte. Sie klang sanft, bedacht und freundlich.

»Hallo, ja, kommen Sie ruhig rein.«

Vorsichtig betrat sie mein Zimmer und schaute sich fasziniert um. »Hast du das alles gemalt?«, wollte sie wissen.

»Ähm, ja. So ziemlich alles hier.«

»Und die hier hast auch du gebastelt?« Sie zeigte auf ein paar Papierfiguren, die Charakteren aus Animes nachempfunden waren. Papercraft nennt sich so was.

Ich nickte. »Ja, auch die.«

»Das ist ja unglaublich. Es sieht alles sehr besonders aus!« Sie lächelte. Ihre Begeisterung schien echt zu sein. Leider fiel es mir immer schwer, so etwas einzuschätzen, aber ich hatte bei Frau Schallmo ein gutes Gefühl. Wir unterhielten uns in der nächsten Stunde ganz normal. Ich hatte nicht das Gefühl, dass sie mich ausquetschen wollte. Es war einfach nur ein ganz normales Kennlerngespräch.

Von da an kam Frau Schallmo zweimal die Woche bei uns vorbei und unterhielt sich mit mir. Irgendwann stellte sie mir dabei natürlich auch die unvermeidbare Frage: »Vero, wieso gehst du eigentlich nicht raus?«

»Draußen sind nur blöde Menschen, vor allem die aus meiner Schule«, erklärte ich. »Recht viele von denen wohnen hier in der Nähe, und es passiert häufig, dass ich ihnen auf der Straße über den Weg laufe. Meistens machen sie mir dann Stress. Wenn ich ihnen außerhalb der Schule begegne, ist es für mich noch gefährlicher als auf dem Schulgelände. Egal ob beim Einkaufen oder in der Stadt. Oder auf dem Feld. Sie sind überall.«

»Hmm, verstehe.« Frau Schallmo nickte. »Da würde ich mich auch nicht raustrauen. Hey, ist das ein neues Buch von dir?« Sie zeigte auf ein dünnes Heft auf meinen Schreibtisch.

»Ein Manga! Ja, da kam gerade ein neuer Band raus«, antwortete ich.

»Ich kenne einen Laden, da gibt es ganz viele von diesen Mangas zu kaufen«, sagte Frau Schallmo.

»Ja, ich weiß, die Buchpresse am Bahnhof.«

»Nein, ich meine einen Laden, wo alles voll mit Mangas und anderen Dingen ist, die damit zu tun haben.«

Meine Augen wurden ganz groß. »So was gibt es? Wo?«

»In Aachen. Ich kenne den Besitzer ganz gut, da mein Sohn früher öfter dort war.«

»Können wir dort hinfahren?«, fragte ich aufgeregt.

Frau Schallmo lächelte. »Gern. Wie wäre es gleich morgen? Ich kann dich mit dem Auto abholen. So gegen vierzehn Uhr?«

»Ja, das fände ich toll!« Ich konnte es kaum glauben. Ein Laden nur mit Mangas! Ich war hin und weg. Obwohl ich mittlerweile schon fast 17 war, kannte ich nicht viel von der Welt. Andere in meinem Alter hatten schon viel mehr gesehen. Sie fuhren regelmäßig in andere Länder, um dort Urlaub zu machen. So was konnte sich meine Familie nicht leisten. Ja, wir waren einmal in Holland gewesen, aber das war ein

Katzensprung. Seit ich zwölf war und die Welt der Animes und Mangas für mich entdeckt hatte, träumte ich davon, einmal nach Japan zu fahren. Ich wollte das Land unbedingt einmal sehen. Zu schade, dass es so teuer und außerdem verdammt weit weg war. Bestimmt würde ich mich auf dem Weg dorthin oft übergeben müssen. Aber das würde ich in Kauf nehmen – es war immerhin Japan!

Am nächsten Tag stand Frau Schallmo pünktlich um vierzehn Uhr vor der Tür, um mich abzuholen. Hin und wieder kam sie zu spät, da sie sehr viel zu tun hatte. Zum Glück nicht heute.

»So, dann lass uns losfahren!«

»Jap«, sagte ich und sprang ins Auto.

Während der Fahrt unterhielten wir uns wie auch sonst immer. Leider kamen wir dabei auf weniger schöne Dinge zu sprechen. »Wie fühlst du dich in der Schule?«, fragte mich Frau Schallmo.

»Wie ich mich fühle? Na ja, das Lernen macht mir viel Spaß«, erzählte ich. »Der Unterricht ist toll! Ich mache immer gut mit. Aber Englisch fällt mir schwer. Manchmal auch Deutsch. Wenn es um Interpretationen geht. Letztens habe ich eine Fünf geschrieben. Die Lehrerin meinte, ich hätte den Text nicht richtig gelesen. Dabei habe ich das extra noch mal nachgeprüft und bin immer noch der Meinung, dass meine Interpretation stimmt.«

»Willst du mir den Text später zeigen? Vielleicht kann ich ja mit deiner Lehrerin reden?«, schlug sie vor.

»Von mir aus.« Ich zuckte mit den Schultern.

»Aber du hast mir noch gar nicht wirklich erzählt, wie du dich in der Schule fühlst, nur dass dir der Unterricht Spaß macht.« Immer wieder kam sie auf dieses Thema zurück.

»Ja, also den Rest kennen Sie ja schon. Mit den Schülern habe ich Probleme ...«

»Aber versuch mal zu beschreiben, wie du dich fühlst.«

»Uff.« Ich dachte kurz nach. »Missverstanden. Ich fühle mich, als ob ich da nicht hingehörte. Aber ich weiß auch nicht, *wo* ich hingehöre. Ich bin oft blockiert und kann mich nicht ausdrücken. Ich bin *Anders.*«

»*Anders* also.« Sie sagte eine lange Zeit nichts, was mich verwunderte. »Was blockiert dich denn?«, fragte sie dann.

»Na, ich selbst. Oder ... keine Ahnung. Es ist so, als ob ich plötzlich Dinge vergessen würde. Da ist auf einmal eine Blockade in mir drin. Ich kann es nicht beschreiben, aber irgendwas ist komisch. Und ich spüre, dass es an mir liegt.« Ich dachte kurz nach. »Klar will ich mir einreden, dass die anderen schuld sind. Aber es muss an mir liegen, denn sonst hätte ich doch nicht überall die gleichen Probleme. Das frustriert mich so. Ich habe schon so vielen Menschen davon erzählt, aber keiner weiß, was los ist.« Ich spürte, wie mir Tränen in die Augen stiegen. Jetzt bloß nicht weinen! Wir würden doch gleich was Schönes machen.

»Ich kann deinen Frust verstehen«, sagte Frau Schallmo einfühlsam. »Es muss unglaublich schwer sein, sich immer wieder jemandem anzuvertrauen, und dann kommt doch nichts dabei heraus. Aber, Vero, weißt du, wie stark du bist? Andere können nicht so gut über solche Dinge reden. Selbst viele Erwachsene haben damit Probleme. Deine Offenheit ist eine riesige Stärke. Dass du immer wieder neues Vertrauen in die Menschen schöpfst, ist eine Fähigkeit, die du niemals aufgeben solltest.«

»Danke ...«, stammelte ich. Erst jetzt merkte ich, dass wir bereits auf einem Parkplatz standen. »Wir sind da!«, rief ich. Sofort verwandelte sich mein Kummer in Vorfreude.

»Ja. Der da hinten ist es«, sagte Frau Schallmo und zeigte auf einen kleinen Laden auf der anderen Straßenseite. Als wir einige Minuten später das Geschäft betraten, war es, als würden wir in eine andere Welt eintauchen. Ich blendete alle Menschen um mich herum aus und inspizierte ganz genau alle Gegenstände um mich herum. Hier gab es Anime-Figuren, jede Menge Copic Marker, Mangas ohne Ende und anderen Anime-Merch. Alles, was ich liebte! Als ich dann noch ein ganzes Regal mit gebrauchten Mangas entdeckte, war ich hin und weg. Mangas für so wenig Geld! Ich würde mir mehr kaufen können, als ich ausgerechnet hatte.

»Hey, Vero, ich möchte dir den Chef vorstellen«, sagte Frau Schallmo und trat zusammen mit einem jungen Mann zu mir heran.

»Hallo, ich bin Vero«, sagte ich freudestrahlend.

»Freut mich! Ich bin Marti.« Er schüttelte meine Hand.

»Vero kann super zeichnen«, erklärte Frau Schallmo. »Das musst du dir ansehen. Vero, hast du auf deinem Handy ein paar Bilder?«

»Ähm, ja.« Etwas schüchtern kramte ich mein Handy hervor und hielt es Marti hin. »Hier.«

»Wow, die sind ja wirklich super!«, staunte er. »Wir hatten überlegt, hier mal einen Manga-Zeichenkurs anzubieten, aber bisher haben wir niemanden gefunden, der ihn leiten möchte. Du hast Talent. Würdest du das mal versuchen wollen?«

»Was?« Ich konnte zuerst nicht glauben, was ich da gerade gehört hatte. »Okay, ja, total gern!«, sprudelte es dann aus mir heraus. Ich war wie auf Wolke sieben. Dieser Ort war einfach unglaublich – und dann noch ein solches Angebot!

»Du würdest auch dreißig Prozent Rabatt auf alles hier im Laden bekommen«, fügte Marti hinzu.

»Was, echt?« Ich konnte mein Glück kaum fassen. »Super. Wann soll ich anfangen?«

»Wenn du magst, starten wir nächste Woche. Welcher Wochentag ist dir am liebsten?«

»Donnerstags ist gut!«, sagte ich schnell.

Marti lächelte. »Gut, dann donnerstags.«

Als ich eine halbe Stunde später wieder mit Frau Schallmo im Auto saß, strahlte sie mich an. »Das habe ich nicht erwartet! Vero, du bist unglaublich. Jetzt leitest du einfach so ab nächster Woche einen Zeichenkurs. Traust du dir das zu?«

»Ich denke, ja.« Ich nickte enthusiastisch. »Wieso nicht? Versuchen kann man es doch immer!«

»Das seh ich auch so«, sagte sie, während sie den Motor startete. »Siehst du, du hast einfach nur einen Grund gebraucht, um nach draußen zu gehen. Hier in Aachen sind wir außerdem weit weg, und es sind so viele Menschen unterwegs, dass die Wahrscheinlichkeit, dass du jemanden aus deiner Schule triffst, sehr gering ist.«

Nun verstand ich, was passiert war. Frau Schallmo hatte mich, ohne dass ich es gemerkt hatte, aus meinem Zimmer zurück in die Welt gelockt. Sie hatte mir einen sicheren Ort geschenkt.

Anders

»Super, genau so musst du es machen! Wenn du hier noch eine Rundung einbaust, wirkt alles etwas plastischer. Auch wenn es ein Manga ist, sind die Proportionen der Körper doch ähnlich wie beim realistischen Zeichnen.«

»Cool, danke, Veronique.«

»Kein Problem!«

Schon in der ersten Woche kamen knapp zehn Leute zu meinem Manga-Zeichenkurs. In den darauffolgenden Wochen wuchs die Zahl der Teilnehmer auf fast zwanzig an. Es war nicht nur ein Kurs, bei dem man zeichnen lernte. Es war ein Zusammentreffen von Menschen, die alle die gleichen Interessen teilten. Menschen, die nicht voreingenommen waren wie meine Mitschüler*innen, sondern ein ehrliches Interesse daran hatten, mich kennenzulernen. Ich hätte nicht erwartet, dass sich mein Leben so schnell wieder zum Positiven wenden würde.

Frau Schallmo kam nach wie vor jede Woche bei uns zu Hause vorbei. Bei ihr hatte ich zum ersten Mal überhaupt in meinem Leben das Gefühl, dass sie mich nicht nur als eine Art Job betrachtete, der an bestimmte Zeiten gekoppelt war. Nein, Frau Schallmo kam auch mal spontan zu uns, wenn es wirklich brenzlig wurde. Wenn ich einen Zusammenbruch hatte und meine Mutter nicht mehr weiterwusste. Sie war unsere Freundin und Helferin. Auch mit meiner Mutter freundete sie sich an, was etwas sehr Besonderes war, da meine Mama nicht viele Freund*innen hatte. Immerhin waren wir so oft umgezogen, dass es schwer für sie war, sich ein soziales Netzwerk aufzubauen.

»Hi, Vero, na, wie geht's dir?«, fragte Frau Schallmo, als sie wieder mal nachmittags bei uns vorbeikam.

»Super«, antwortete ich. »Gestern sind noch mehr Leute zum Kurs gekommen. Es werden immer mehr. Wir sind schon voll die große Gruppe.«

»Ich finde es erstaunlich, wie gut du das machst. Fühlst du dich gar nicht überfordert?«

»Kein bisschen. Ich finde das toll. Alle verstehen sich, und wir finden immer etwas, worüber wir quatschen können. Aber ich glaube, allzu viele sollten es nicht mehr werden.« Während ich diese Sätze sagte, merkte ich, dass es doch eine ganz schön große Verantwortung war, die ich mir da aufgeladen hatte. Es war nicht einfach, mir für jeden gleich viel Zeit zu nehmen. Dabei wollte ich doch, dass alle Fortschritte machten und so viel wie möglich lernten.

»Du wirkst gerade etwas nachdenklich«, sagte Frau Schallmo. »Alles okay?«

»Nein!«, rief ich. »Ich glaube, ich schaffe es nicht, allen gleich viel beizubringen!« Ich merkte, wie ich panisch wurde.

»Das ist ja auch eine Riesenaufgabe!«, sagte sie sanft. »Es ist wichtig, dass du dir kleine Ziele setzt und nicht zu viel von dir erwartest. Am Ende zählt doch vor allem, dass ihr alle Spaß habt!«

»Aber es geht doch nicht nur um Spaß! Die anderen verlassen sich doch auf mich!« Auf einmal fühlte ich mich richtig verzweifelt. So schnell konnte das bei mir passieren, wenn mein Perfektionismus zum Vorschein kam. Egal was Frau Schallmo sagte, ich war wie festgefroren in meiner Meinung. Als ob man bei einem Film auf Pause gedrückt hätte und es nicht mehr weiterging. Akzeptanz war ein schwieriges Thema bei mir, denn ich verband sie immer mit einer Art von Schwäche. Und ich wollte nicht schwach sein. Ich wollte unbedingt stark sein.

Frau Schallmo merkte, dass sie gerade bei mir nicht weiterkam, und wechselte das Thema. »Hey, Vero, ich habe vorgestern mit deiner Mama darüber geredet, dass wir bald einen Psychologen aufsuchen können.«

In meinem Kopf schrillten die Alarmglocken. »Ein Psychologe! Schon wieder? Mama hat gesagt, dass ich da nie wieder hinmuss! Dann hat sie schon wieder gelogen ...«

»Nein, Vero, du verstehst das falsch. Das ist das allerletzte Mal, und du musst dort auch nur ein einziges Mal hingehen. Ich möchte etwas herausfinden, und es wäre toll, wenn du mir dabei hilfst ...«

»Ein allerletztes Mal ...« Alles in mir sträubte sich dagegen. Aber Frau Schallmo war in den letzten Monaten so gut zu mir gewesen. Ich würde es machen – für sie. »Okay, und wann soll das sein?«

»Die Psychologin meines Vertrauens hat nächste Woche am Dienstag Zeit.«

Ich nickte. »Dienstag also.«

»So, Vero. Das ist Frau Dr. Draupe. Ihr kannst du gleich einfach mal erzählen, wie es dir so geht und wie du dich fühlst im Leben.« Frau Schallmo, meine Mutter und ich saßen Frau Draupe in einem Halbkreis gegenüber. Die Atmosphäre im Zimmer wirkte friedlich und ruhig. Fast schon zu ruhig. Aus irgendeinem Grund machte mich genau diese Ruhe hibbelig. Doch dann lächelte Frau Draupe mir zu, und ich fühlte, wie die Nervosität nachließ. Schweigen mit einem Lächeln. Das war okay. Die Psychologin war noch nicht ganz so alt und wirkte sehr gepflegt. Mir fielen sofort ihre hellblauen Augen auf, aus denen sie mich wach und munter anschaute.

»Haben Sie denn schon eine Idee, was Vero haben könnte?«, fragte Frau Draupe an Frau Schallmo gewandt.

»Ich habe einen Verdacht, aber bevor ich den offenlege, möchte ich Ihre psychologische Meinung einholen«, antwortete sie. »Lange Zeit hat niemand herausgefunden, warum Vero es so schwer hat.«

»Alles klar. Dann spreche ich am besten mal mit Vero allein.« Frau Schallmo und meine Mutter verließen leise das Zimmer und ließen mich allein mit der fremden Psychologin. Sie lächelte mich weiterhin an. »Hallo, Vero, dann erzähl mir doch einfach mal ein wenig von dir.«

Ich atmete einmal schwer ein und aus, bevor ich herunterratterte, was ich bereits seit Jahren immer wieder erzählte. »Alle denken, ich sei komisch, aber sagen mir nicht, wieso. Anscheinend sind viele Leute von meiner Art genervt, und sie mobben mich deshalb oder schließen mich aus. Obwohl ich Menschen mag und gern mit ihnen zu tun habe, sind die anderen meistens abweisend zu mir. Jedenfalls kommt es mir so vor.« Ich seufzte. »Meine Mutter denkt auch, dass etwas mit mir nicht stimmt, und ganz ehrlich glaube ich das selbst auch. Ich habe keine Depressionen, kein ADHS oder ADS. Ich empfinde das Leben immer noch als etwas Tolles. Es gibt so viel Aufregendes um mich herum. Manchmal habe ich das Gefühl, dass ich Dinge anders wahrnehme als die Menschen um mich herum, und dann fühle ich mich, als hätte ich irgendeine Superkraft. Oft fühle ich mich aber auch einfach blockiert und kann mir nicht erklären, wieso. Ich weiß nur, dass ich schon wahnsinnig viel probiert habe, um an mir zu arbeiten, aber ich verstehe einfach nicht, was ich falsch mache. Oder bin ich einfach falsch?«

Frau Draupe hörte mir aufmerksam zu und stellte nur wenige Fragen. Unser Gespräch war eher ein Monolog. Am Ende sollte ich für ein paar Minuten das Büro verlassen und mich zu Frau Schallmo und meiner Mutter ins Wartezimmer setzen. Die ganze Zeit dachte ich nur daran, wann wir endlich nach Hause fahren konnten. Ich wollte heute noch lernen, da bald die Zentralen Abschlussprüfungen der Realschule auf dem Plan standen.

»Frau Kouchev!« Eine Empfangsdame rief uns auf und sagte uns, dass wir zurück in Frau Draupes Büro gehen konnten. Wir setzten uns in denselben Halbkreis wie zuvor und blickten die Psychologin gespannt an. Im Raum herrschte eine merkwürdige Stille.

»Ihr wollt nun bestimmt wissen, welche Diagnose ich bei Vero vermute«, sagte Frau Draupe schließlich.

»Genau«, sagte meine Mutter.

»Nun, nach allem, was sie mir erzählt hat, und nachdem ich auch zwei meiner Kollegen nach ihrer Meinung gefragt habe, sind wir alle unabhängig voneinander zu demselben Schluss gekommen.« Sie hielt kurz inne und wandte sich dann an mich. »Vero, du hast eine Form von Asperger-Autismus. Um herauszufinden, wo du dich auf dem Spektrum befindest, haben wir ein paar Fragebögen für dich zusammengestellt.«

Ich starrte die Psychologin mit großen Augen an. Sagen konnte ich erst mal überhaupt nichts. Ich hatte also wirklich etwas! Es gab eine Erklärung für all das, was in meinem Leben schieflief!

»Ich habe ebenfalls vermutet, dass Vero Asperger-Autismus hat«, sagte Frau Schallmo. »Da Sie und Ihre zwei Kollegen meinen Verdacht bestätigt haben, gibt es nun wirklich keinen Zweifel mehr.«

Ich hatte mittlerweile meine Worte wiedergefunden. »Was ist Asperger-Autismus?«, fragte ich neugierig.

»Autismus im Allgemeinen ist eine tiefgreifende Entwicklungsstörung«, erklärte Frau Draupe. »Das Asperger-Syndrom ist eine Form davon. Menschen mit Asperger-Syndrom haben Probleme im Umgang mit anderen Menschen. Sie verfügen über gute sprachliche Fähigkeiten, die sozialen Aspekte der Kommunikation bereiten ihnen aber oft Schwierigkeiten. Oft verarbeiten sie auch Sinnesreize anders und haben intensive, manchmal sehr spezielle Interessen. Und sie kommen nicht gut mit Veränderungen klar.«

»Wow.« Ich staunte. Das war eins zu eins ich.

»Man spricht auch vom Autismus-›Spektrum‹, weil nicht jeder Mensch mit Autismus gleich stark betroffen ist. Beim Asperger-Syndrom handelt es sich zum überwiegenden Teil um eine ›unsichtbare Behinderung‹, man sieht sie den Betroffenen nicht an. Die Störung wird jedoch im sozialen Miteinander deutlich. Menschen mit Asperger-Syndrom finden es schwierig, Gesichtsausdrücke, Körpersprache und den Tonfall anderer Menschen zu interpretieren. Sie nehmen Dinge sehr wörtlich und haben Probleme, Anspielungen, Ironie, Witze, Metaphern oder Sarkasmus zu verstehen. Auch fällt es ihnen schwer, die Gedanken, Gefühle oder Handlungen anderer Personen zu lesen und zu interpretieren, da dies im Normalfall das Verstehen von Gesichtsausdrücken und Körpersprache voraussetzt. Die ›ungeschriebenen Regeln‹ sozialer Interaktion sind für viele Betroffene nur schwer zu verstehen, weshalb es oft zu Konflikten kommt. Zum Beispiel stellt sich eine Person mit Asperger-Syndrom vielleicht zu dicht an eine andere Person oder fängt ein Gespräch mit einem unpassenden Thema an. Sie verhält sich auf eine Weise, die auf andere vielleicht unangemessen oder unhöflich wirkt. Andere ziehen sich deshalb zurück, was dazu führt, dass sich Menschen mit Asperger-Syndrom irgendwann ebenfalls abkapseln und nichts mehr mit anderen Menschen zu tun haben wollen. Das sehe ich hier bei Vero nicht, aber in meinen Augen treffen viele andere Aspekte sehr stark auf sie zu.«

Jedes Wort, das aus dem Mund der Psychologin kam, war wie Gold für mich. In allem, was sie sagte, erkannte ich mich wieder und fühlte mich zum ersten Mal verstanden. Genau das war es! Das musste es sein! Daher rührten alle meine Blockaden! Deshalb wusste ich nie, welche Menschen es gut mit mir meinten und wer mir etwas Böses wollte! Es war nicht meine Schuld. Es war etwas in mir drin. Es war mein Asperger-Autismus. Es war *Anders*!

Sosehr man mir die Freude im Gesicht ansah, so klar konnte man die Verzweiflung und die Traurigkeit in den Augen meiner Mutter erkennen. »Was bedeutet das nun für Vero? Kann man das therapieren oder behandeln?«, fragte sie.

»Eine Therapie gibt es«, antwortete Frau Draupe. »Dort kann Vero lernen, wie sie besser mit ihrem Autismus zurechtkommt. Quasi wie ein Rollstuhl für einen Rollstuhlfahrer.«

»Das bedeutet aber, dass sie diese Probleme auch in Zukunft haben wird und für immer damit leben muss, ja?« Meine Mutter war den Tränen nahe. »Sie wird nie selbstständig sein können und bis an ihr Lebensende Hilfe brauchen?«

»Das kann ich nicht sagen«, sagte Frau Draupe. »Viele Betroffene brauchen tatsächlich Zeit ihres Lebens Unterstützung. Nicht alle kommen gut zurecht im Leben, was aber nicht heißt, dass das auch auf Vero zutrifft. Das kommt immer auf die Person an, wissen Sie?« Sie lächelte zuversichtlich, doch meine Mutter erwiderte das Lächeln nicht.

Ich verstand nicht, wieso sie so verzweifelt wirkte. Endlich wussten wir, was los war! Und es gab sogar eine Therapie dafür! Meine Mutter sah nur, dass ich unheilbar krank war, aber ich sah die Situation als Herausforderung. Für mich war sofort klar, dass ich diesen Teil von mir herausfordern würde. Ich würde mich meinem *Anders* stellen und es zähmen! Ich wollte das schaffen, was anscheinend vielen Autist*innen nicht gelang. Ich wollte an mir arbeiten. Ich wollte am Ball bleiben und mein Leben selbst in die Hand nehmen. Das schwor ich mir an diesem Tag.

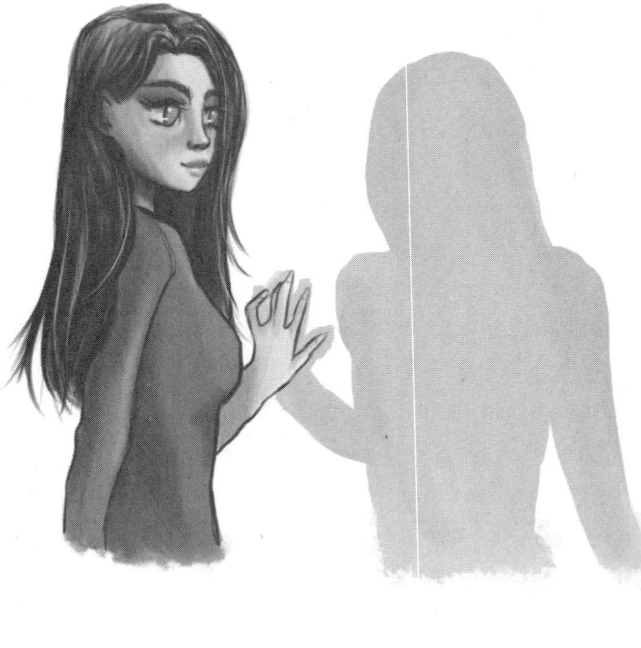

Zwischenzeit

Als ich herausfand, dass *Anders* für vieles, was in meinem Leben schieflief, verantwortlich war, nahm ich mir vor, diesen Teil von mir zu studieren. Was war dieses *Anders*? Was wollte es von mir? Und vor allem: Wie könnte ich es kontrollieren? Es würde ja nicht einfach verschwinden. Und wie würde ich den Menschen um mich herum erklären, was mit mir los war? Dass nicht ich es war, die komisch war, sondern *Anders* dafür sorgte? Fragen über Fragen. Mein Kopf rauchte.

Viele Menschen wissen nichts oder nur sehr wenig über das Asperger-Syndrom. Was man im Internet zu dem Thema findet, reicht nicht aus, um wirklich zu begreifen, wie das Leben mit einem *Anders* aussieht. Woher soll man wissen, wer so ein *Anders* hat und wie es sich zeigt? Da helfen nur praktische Erfahrungen und eine grundlegende Offenheit im Umgang mit Menschen.

Dann stellt sich auch noch die Frage, ob Asperger eine Krankheit oder eine Behinderung ist. Macht *Anders* mich krank? Behindert es mich? Dazu gibt es unglaublich viele unterschiedliche Meinungen. Ich persönlich streite das mit der Krankheit ab, da *Anders* immer da ist und immer da sein wird. Krankheiten sind für mich etwas, was kommt und geht. Und das mit der Behinderung trifft nur in den Bereichen zu, wo *Anders* mich blockiert. Ich bezeichne das lieber als eine »Verhinderung« anstatt einer Behinderung. *Anders* verhindert, dass ich Dinge tun kann. Und das für eine lange Zeit, ohne dass ich es in diesen Momenten überhaupt merke. Hätte ich früher schon gewusst, dass es *Anders* war, das mir einen Streich spielen wollte, hätte ich vielleicht besser mit solchen Situationen umgehen können. Aber es war wie Schattenspringen – ich erreichte *Anders* nicht. Ich denke nicht, dass *Anders* mir mit seinen Tricks und Blockaden Schaden zufügen will. Trotzdem waren die anderen Schüler*innen genervt von ihm – und damit genervt von *mir*. Sie verstanden nicht, wieso ich so reagierte, wie ich reagierte. Ich musste akzeptieren: Dieses *Anders* gehörte zu mir, und es würde mich nie verlassen. Selbst wenn ich sauer auf *Anders* bin, bleibt es trotzdem an meiner Seite. Ich kann diesen Teil von mir nicht abschütteln, selbst wenn ich wollte. Genauso wie ein Arm oder ein Bein ist auch *Anders* ein Teil von mir. Nur unsichtbar.

Es vergingen ein paar Wochen, in denen ich mich sehr ausführlich mit meinem Autismus auseinandersetzte. Die Fragebögen zur Feststellung meines Autismusgrades hatte ich bereits ausgefüllt und wartete nun gespannt darauf, bald einen Therapieplatz zu bekommen. Das war das erste Mal, dass ich mich auf eine Therapie freute. Ich hatte neuen Mut geschöpft. Jetzt, wo die Diagnose stand, hatte ich auf einmal viel mehr Elan. Frau Schallmo sagte mir, dass diese starke Motivation, die ich plötzlich verspürte, nicht selbstverständlich sei. Immer wieder lobte sie mich für meine Einstellung, immer das Beste aus den Dingen zu machen. Für mich war das aber ganz normal. Wie würde es denn sonst weitergehen, wenn ich nicht den Willen hätte, etwas zu ändern? Wie würde ich leben? Ich wollte über den Tellerrand schauen, wollte all das sehen, was *Anders* bislang vor meinem Blick verborgen hatte. Das würde schwer werden, aber es war nicht unmöglich.

Wieder mal konnte ich die Dinge einfach nicht so akzeptieren, wie sie waren. Doch dieses Mal war meine Sturköpfigkeit etwas Gutes. Denn manchmal ist Akzeptanz doch ein Fehler. Es bedeutet, man gibt auf und überlässt die Entscheidung über das eigene Leben den äußeren Umständen. Jemand anders entscheidet, was richtig ist und was falsch. Doch ich wollte mich komplett von Richtig und Falsch lösen. Ich wollte weg von diesen Urteilen. Entscheidungen, Handlungen – das sind alles nur Dinge, die passieren. Sie sollten weder richtig noch falsch sein. Sie sind einfach nur da. Für mich ist das Leben wie die Kunst, da gibt es auch kein Richtig und kein Falsch. Manchen gefällt das eine, manchen das andere. Man muss sich von objektiven Beurteilungen lösen, was uns Menschen sehr schwerfällt. Denn jeder von uns urteilt doch den ganzen Tag lang, und diese Urteile fallen dabei ganz unterschiedlich aus. Vielleicht beurteilt der eine oder andere ja gerade dieses Buch und mag es überhaupt nicht. Existieren tut es aber dennoch, ganz egal, wie das Urteil der Menschen ausfällt. So versuche ich auch, das Leben zu sehen. Es passiert einfach. Wir können versuchen, es zu lenken. Aber es ist und bleibt eine Kunst für sich.

Vielleicht fasziniert mich Kunst deshalb so sehr. Ich habe schon immer damit gehadert, mich richtig zu verhalten, gleichzeitig wollte ich aber auch ich selbst sein. In der Kunst hatte ich dieses Problem nicht. In der Kunst sind alle Möglichkeiten offen, es gibt kein Richtig oder Falsch. Die Kunst urteilt nicht, und man kann gar keine Fehler machen. Man kann einfach machen, was man möchte. Jedenfalls sehe ich das so.

In der Schule hatte ich niemandem von *Anders* erzählt. Frau Schallmo und ich waren uns beide einig: Ich würde einfach so gut wie möglich die letzten Wochen bis zum Abschluss hinter mich bringen und dann irgendwo anders neu anfangen. Dazu hatte ich mich auch schon umgeschaut und gemeinsam mit Frau Schallmo ein Berufskolleg besucht. Dort wurde eine Ausbildung zur Grafikdesignerin angeboten. Bei unserem Besuch erkundigte ich mich ausführlich über diesen Bildungsweg und erfuhr, dass Design und Kunst sehr nah beieinanderliegen. Eigentlich hatte ich die Hoffnung, mal in einem künstlerischen Beruf zu arbeiten, schon aufgegeben, denn man hörte ja immer, es sei schwer, nur von Kunst allein zu leben. Dafür musste man schon echt begabt sein. Als ich jedoch Frau Schallmo von meinem Wunsch erzählte, wies sie mich auf die Ausbildung zur Grafikdesignerin hin. Bei meiner Internetrecherche fand ich dann ein Zitat, das mich heute noch fasziniert: »Der Künstler macht, was er will. Der Designer will, was er macht.« Kurt Weidemann hat das anscheinend gesagt. Sofort beim Lesen war für mich klar, dass ich zwischen diesen zwei Extremen stehen wollte. Ich will die Kunst nicht aufgeben, aber ich wollte gleichzeitig Designerin sein. Oft stelle ich mir auch heute noch bildlich vor, wie ich auf einem Hochseil balanciere. Das gilt nicht nur für die Ausbildung, sondern für mein ganzes Leben. Man kann im Leben schnell das Gleichgewicht verlieren und abstürzen. Aber zum Glück gibt es Sicherheitsgurte, mit denen man sich absichern und dann nach einem Fall wieder zurück aufs Seil klettern kann. Für mich stand damals also fest: Ich würde bald Grafikdesignerin werden!

Therapie

Meine Zeit an der Mittelschule neigte sich langsam dem Ende zu. Ich hatte große Hoffnung, dass es mir in meiner Ausbildung besser ergehen würde. Am Berufskolleg würden viele neue Leute sein, die mich noch nicht kannten. Meine alten Mitschüler*innen musste ich dann nicht mehr ertragen. Mit dieser Aussicht im Hinterkopf versuchte ich die letzten Wochen an der Realschule so gut wie möglich zu überstehen.

»Hey, Vero, ich habe gerade einen Anruf vom Autismus-Zentrum bekommen«, sagte meine Mutter, als ich nach einem dieser Tage aus der Schule nach Hause kam. »In zwei Wochen wird dort ein Platz frei, und du kannst deine neue Therapeutin kennenlernen.« Sie klang nun sehr viel positiver gestimmt als am Tag der Diagnose. Es war ein richtiger Schock für sie gewesen, von *Anders* zu erfahren. Sie sah nur das Negative an der Sache. Doch ich würde ihr beweisen, dass man auch mit einem *Anders* ein erfülltes Leben haben konnte!

»Das hört sich gut an«, sagte ich aufgeregt.

»Ich bin gespannt«, sagte meine Mutter. »Hoffentlich kann die Therapeutin dir dieses Mal helfen.«

Ich schmunzelte. Am Ende musste ich mir wohl vor allem selbst helfen. Man konnte nicht erwarten, dass andere das für einen übernahmen. Seit ich von *Anders* wusste, hatte ich das Gefühl, schon ein wenig besser mit mir selbst klarzukommen. Es half sehr, endlich zu wissen, was ich hatte. Jetzt lag es an mir herauszufinden, wie ich *Anders* besänftigen konnte.

Die zwei Wochen vergingen wie im Flug, und schon stand ich im Autismus-Zentrum. Bis dahin hatte ich gar nicht gewusst, dass es so etwas gab. Der Wartebereich war in hellen, fröhlichen Farben gehalten. Es sah tatsächlich sehr klischeehaft nach einem Therapiezentrum aus. Um mich herum erblickte ich eher jüngere Kinder und nur wenige Menschen in meinem Alter. Bisher kannte ich nur mein *Anders*. Wie die anderen wohl waren? Wie sah ihr *Anders* aus?

»Hallo, Veronique«, sprach eine Frau mich nach einer Weile an. »Ich bin Frau Johannleweling, deine Therapeutin. Aber nenn mich ruhig Rita.«

»Ein komplizierter Name«, sagte ich. »Hallo, Rita.«

Meine Therapeutin war eine Frau mittleren Alters mit schönen kupferfarbenen Haaren. Sie hatte wie ich sehr viele Sommersprossen und lächelte übers ganze Gesicht, was ich sehr sympathisch fand. Die Art, wie sie angezogen war, gefiel mir auch. Sie trug einen langen Rock in Herbstfarben und ein verspieltes Oberteil. Nach unserer Begrüßung folgte ich ihr in die dritte Etage des Therapiezentrums, wo wir einen kleinen hellen Raum betraten.

»Das hier ist mein Büro«, sagte Rita. »Es ist dir hoffentlich nicht zu klein?«

»Nein, alles super.« Wir setzten uns an den Tisch in der Mitte.

»Das ist bestimmt alles noch sehr neu für dich«, sagte Rita. »Ich habe gehört, du weißt erst seit Kurzem, dass du Asperger hast?«

Ich nickte. »Ja, genau. Aber ich habe viel darüber gelesen. Es gibt so viele Infos im Internet. Und so viel Unterschiedliches, da weiß man fast gar nicht, was man glauben soll.«

»Ja«, sagte Rita, »vor allem wissen nicht viele Menschen über das Syndrom Bescheid. So etwas wie Autismus-Zentren gibt es noch nicht allzu lange.«

»Ich bin froh, dass ich endlich weiß, was mit mir los ist. Ich wusste, da ist irgendetwas. Und jetzt kann ich daran arbeiten. Meine Mutter meinte, mit Asperger könnte ich nie allein und eigenständig leben. Aber das glaube ich nicht.«

Rita lächelte. »Auch mit Asperger-Autismus kann man sehr gut ein selbstständiges Leben führen«, erklärte sie. »Ich habe anhand deines Fragebogens den Eindruck bekommen, dass viele typische Symptome von Autismus gar nicht auf dich zutreffen. Zum Beispiel kommunizierst du gern mit Menschen. Andere Autist*innen leben in ihrer eigenen Welt und wollen nicht so viel mit anderen Menschen zu tun haben. Manche schotten sich völlig ab. Allein die Tatsache, dass du eine Therapie machen und etwas verändern möchtest, zeigt, dass es dir wichtig ist, am gesellschaftlichen Leben teilzunehmen.«

Ritas Worte gaben mir Mut. »Ich hoffe, dass ich mich ab jetzt nicht mehr erklären muss. Ich kann den Leuten einfach sagen, was mit mir los ist.« Ich dachte kurz nach. »Aber ich vermute, es wird trotzdem schwer, da die Leute ja nicht genau wissen, was Asperger ist.«

»Sicher ist es nicht leicht. Aber es gibt Möglichkeiten, um die Menschen aufzuklären.«

»Wie macht man das am besten?«, fragte ich neugierig.

»Es gibt verschiedene Ansätze. Du beginnst bald eine Ausbildung, habe ich gehört. Dort könnte ich, wenn du das möchtest, zum Beispiel mal vorbeikommen und deiner Klasse erklären, was du hast. Oder aber du erklärst es den Menschen, die in deinen Augen darüber Bescheid wissen sollten, selbst.«

Ich nickte. »Das hört sich machbar an.«

»Viele Autist*innen tun sich schwer damit, mit anderen über bestimmte Dinge zu reden. Über sich selbst und auch über ihre Gefühle.«

»Ja, das habe ich auch gelesen!«

Sie lächelte. »Schön, wie sehr dich das alles interessiert.«

»Und wie laufen die Therapiestunden hier ab?«, wollte ich als Nächstes wissen.

»Gut, dass du das fragst. Also erst einmal werde ich dir grundlegende Dinge rund um deine Form des Autismus erklären. Dann können wir gemeinsam Schwerpunkte setzen. Was klappt nicht so gut bei dir? Was könntest du verbessern? Was möchtest du lernen? Oder auch andere Themen, die dich beschäftigen. Hier geht es um dich. Du lenkst diese Therapie. Ich bin nur deine Stütze.«

»Das hört sich nach einem guten Plan an!«

»Gibt es denn bestimmte Themen, die dich besonders beschäftigen?«, fragte sie.

Ich dachte kurz nach. »Hmm. Ich vermute, es wäre hilfreich, mehr über Mimik und Gestik zu lernen und sie zu üben. Ach ja, und Ironie und Sarkasmus. Darin bin ich auch noch nicht gut. Aber ich habe viel darüber nachgedacht in letzter Zeit. Dabei sind mir viele Situationen aus der Vergangenheit eingefallen, die ich komplett missverstanden habe. Mir wird das erst jetzt bewusst.«

Rita nickte. »Ein sehr wichtiges Thema. Ich habe ein tolles Kartenspiel, das einem dabei hilft, Gesichtsausdrücke zu deuten. Natürlich ist die eigene Praxis entscheidend. Das ist so ähnlich wie Vokabeln lernen. Du musst quasi lernen, welches Gesicht zu welchem Gefühl passt.«

»Wie Vokabeln! Auswendig lernen fällt mir zum Glück sehr leicht.« Ich strahlte.

»Super! Du kannst dieses Spiel als eine Art Stütze sehen, die deine Schwäche ausgleicht. Und irgendwann machst du es dann ganz automatisch.«

Ich verließ das Therapiezentrum nach dieser ersten Sitzung voller Hoffnung. Die Therapiestunde war viel besser gelaufen, als ich es für möglich gehalten hatte. Für mich war das ein großer Schritt in Richtung Selbstentwicklung und persönliche Entfaltung.

Drei Wochen später fand die Abschlussfeier in meiner Schule statt. Ich trug ein dunkelgrünes Kleid, und meine Mutter war extra mit mir zum Friseur gegangen, um mir eine Hochsteckfrisur machen zu lassen. Bis jetzt hatte ich noch kein Make-up benutzt, doch an diesem Tag wurde ich zum allerersten Mal richtig geschminkt. Ich sah viel erwachsener aus als sonst, und so fühlte ich mich auch.

Auf dem Schulflur kam mir Nina entgegen. »Hallo Vero, du siehst gut aus!«, sagte sie.

»Danke.« Ich war etwas zurückhaltend, da wir ja nicht mehr befreundet waren.

»Keine Sorge, das ist aufrichtig gemeint!« Sie lächelte.

»Ich habe Asperger-Autismus!«, platzte es aus mir heraus, als sie gerade dabei war zu gehen.

»Was?« Sie schaute mich erstaunt an.

»Asperger-Autismus.« So gut es ging, erklärte ich ihr, was es damit auf sich hatte und wieso ich so war, wie ich war.

»Ach, du Scheiße!«, rief sie. »Wieso wurde das nicht früher herausgefunden? Jetzt macht ganz viel auf einmal Sinn! Es tut mir so leid.« Sie fing an zu weinen und umarmte mich. »Ich wünschte, ich hätte das gewusst. Ich war einfach zu schwach, um weiterhin mit dir befreundet zu sein.«

»Also warst du doch nicht nur aus Mitleid mit mir befreundet?«

»Nein, das war nur ein Vorwand …« Sie weinte immer noch. »Und jetzt tut es mir umso mehr leid, dass ich das gesagt habe. Du hättest damals jemanden gebraucht, der dich unterstützt. Ich konnte das einfach nicht und habe deswegen gedacht, dass es besser wäre, die Freundschaft zu beenden. Ich dachte, ich sei es nicht wert, deine Freundin zu sein. Du hast jemand Besseren verdient.«

Nun fing auch ich an zu weinen. So leicht konnte es also sein? So schnell änderten sich die Dinge, wenn man das Problem beim Namen nennen konnte? Wieso hatte ich Ninas Entscheidung damals nicht hinterfragt? Wieso konnte ich mich nicht in sie hineinversetzen und sah stattdessen nur meine Seite der Geschichte? In diesem Moment flehte ich *Anders* an: Bitte, verstell in Zukunft meinen Blick nicht! Lass mich mehr sehen als das, was du mir zeigst!

»Wir können ja wieder Kontakt halten«, sagte Nina. Ich lächelte sie an und hatte das Gefühl, das Lächeln, das sie erwiderte, kam von Herzen.

»Lass uns schnell zur Zeremonie gehen, die fängt gleich an«, sagte ich.

Gemeinsam gingen wir in Richtung Sporthalle. Dort angekommen, nahm ich Herrn Martin kurz zur Seite. Auch ihn weihte ich in meinen Autismus ein. Die Reaktion war ähnlich wie die von Nina: »Hätten wir das nur früher gewusst. Wir hätten so vieles besser machen können!«

»Dafür kann ich die Zukunft jetzt besser machen!«, sagte ich und lächelte.

Nach und nach erfuhr an diesem letzten Schultag auch der Rest meiner Mitschüler*innen von meinem Autismus. Mit einem Mal waren alle sehr verständnisvoll. Wie hätte meine Vergangenheit ausgesehen, wenn ich damals schon von *Anders* gewusst hätte? Ich versuchte, nicht zu viel darüber nachzudenken. Ich wollte meinen Blick in die Zukunft richten. Die Vergangenheit war passiert. Daran konnte ich nichts mehr ändern. Doch dieser letzte Schultag half mir dabei, meinen Frust hinter mir zu lassen und Frieden mit meiner Vergangenheit zu schließen. Mein Leben mit *Anders* war nie leicht gewesen. Nicht für mich und auch nicht für die Menschen um mich herum. Wichtig war, aufgeschlossen und optimistisch zu bleiben. Und: den Menschen zu vergeben und die Dinge, die man selbst verbockt hatte, wiedergutzumachen. Mit diesen Gedanken endete meine Mittelschulzeit.

Ausbildung

Das Gebäude sah aus wie ein Klotz und schrie förmlich: »Das hier ist Kunst!« Als ich hineinging, wuselte es nur so vor fremden Menschen. Ich war erleichtert, dass es Fremde waren und ich niemanden kannte, denn auch ich war ja eine Fremde hier. Langsam schlenderte ich umher. Ich trug an diesem Tag ein T-Shirt mit einem Anime-Print, und plötzlich sprach mich ein Mädchen an: »Hey! Den Anime kenne ich! *Attack on Titan!* Einen guten Geschmack hast du! Ich bin Lea.«

Ich freute mich über diese Begegnung und antwortete enthusiastisch: »Ich bin Vero! Toll, endlich mal jemand, der auch Animes schaut! Auf meiner alten Schule wäre mir das nicht passiert.« Wir unterhielten uns, und kurze Zeit später bemerkte ich ein anderes Mädchen, das suchend den Gang entlangschlenderte. Sie wirkte etwas unscheinbar und verloren. Ich beschloss, sie anzusprechen. »Hey, du! Welche Ausbildung fängst du an?«

Sie kam langsam auf uns zu. »Hallo«, sagte sie schüchtern.

»Ich bin Vero«, stellte ich mich vor. »Das ist Lea. Wir sind beide neu hier. Du auch?«

»Ich bin Angela«, sagte sie. »Freut mich. Ja, ich bin auch neu hier. Ich mache Grafikdesign.«

»Hey, cool, ich auch!«, erwiderte ich aufgeregt. Ich überlegte kurz, aber entschied mich dann, einfach ganz offen zu sein und von *Anders* zu erzählen. »Ich hoffe, ich wirke nicht zu aufdringlich, Angela. Du musst wissen, ich habe Asperger-Autismus. Also wenn ich manchmal etwas komisch bin, tut es mir leid.«

»Oh, okay. Was ist denn Autismus?«, fragte sie.

Ich fasste kurz zusammen, wie *Anders* mir das Leben schwer machte. Dass ich Mimik und Gestik nicht gut deuten konnte und manchmal von den Reizen um mich herum überfordert war.

Angela und Lea hörten aufmerksam zu. »Ich verstehe«, sagte Angela. »Klingt echt krass. Ich wusste bisher nicht, dass es so etwas gibt. Also hast du stark ausgeprägte Sinne?«

»So in etwa. Es kann passieren, dass mein Filter zu viele Reize durchlässt und ich überfordert bin.«

»Wow, das muss echt anstrengend sein für dich, oder?«, fragte Lea.

»Es geht. Es kann auch sehr schön sein, vieles bewusst wahrzunehmen. Ich würde sagen, dass ich dadurch kreativer bin.«

»Das klingt schön.«

Die Schulglocke klingelte und unterbrach unser Gespräch. »Oh, wir müssen jetzt zu den Klassenräumen, glaube ich«, sagte Angela.

»Ich bin bei der Maler- und Lackierer-Ausbildung, also muss ich woanders hin. Ciao, man sieht sich!« Winkend ging Lea davon.

»Ciao, Lea!«, sagte ich und ging mit Angela in unser Klassenzimmer.

Da noch nicht so viele Menschen da waren, schnappten Angela und ich uns einen schönen Platz am Fenster. Ich schaute mich um. Das Klassenzimmer sah anders aus als das an meiner alten Schule. Viel erwachsener. Ich saß auf einem richtigen Bürostuhl, und auch die Tische waren größer. Richtige Bürotische eben. Ich fühlte mich gleich erwachsener. Reifer. Hoffentlich würde das auch auf meine neuen Klassenkameraden zutreffen. In diesem Moment kamen ein paar Schüler*innen ins Klassenzimmer. Ich schaute sie neugierig an. An einem Mädchen blieb mein Blick etwas länger haften, und auch sie starrte mich eindringlich an. Es war wie Gedankenübertragung. Ich wusste in diesem Moment sofort, dass wir beide uns nicht mögen würden. Vielleicht war es aber auch nur *Anders*, das mir genau das weismachen wollte. Ich hoffte jedenfalls, dass ich mit meiner Vermutung falschlag.

Zu meinem Glück sah ich, dass wir eine recht kleine Klasse waren. Nur 16 Schüler*innen. Das war die Hälfte meiner alten Klasse, was mich sehr erleichterte. Denn weniger Schüler*innen bedeutete auch weniger Stress – oder?

Im Laufe der nächsten Tage freundete ich mich nicht nur enger mit Angela an, sondern auch mit einem anderen Mädchen aus meiner Klasse. Sie hieß Sarina, und ich erfuhr, dass sie auf meiner alten Schule in meine Parallelklasse gegangen war. Genau wie Angela war sie recht schüchtern und unscheinbar, daher war sie mir während der Mittelschulzeit kaum aufgefallen. Jetzt freute es mich umso mehr, dass wir uns kennengelernt hatten, denn obwohl sie wusste, wer ich war, wollte sie gern mit mir befreundet sein. In den nächsten Wochen wurden wir zu einem Dreiergespann, und die Zeit, die ich in der Schule verbrachte, war für mich das Highlight jedes Tages.

Doch obwohl die Anfangszeit so schön war und ich das Gefühl hatte, endlich angekommen zu sein, bahnte sich schon bald der nächste Frust an. Nach ein paar Wochen merkte ich, wie ein paar der anderen Schüler*innen über mich tuschelten. Auch das altbekannte Kichern blieb nicht aus. Erst versuchte ich, es zu ignorieren und einfach nicht an mich heranzulassen, doch selbst Angela merkte, was vor sich ging. Im Zeichenunterricht flüsterte sie mir eines Tages zu: »Hey, Vero. Die da hinten schauen die ganze Zeit rüber zu dir. Ich glaube, sie sind genervt, weil du vorhin im Unterricht so viele Fragen gestellt hast.«

Ich schaute vorsichtig in die Richtung, in die Angela gezeigt hatte. Tatsächlich schauten die Schüler*innen dort plötzlich weg, als sie mein Blick traf. »Hmm«, sagte ich. »Ich muss wohl daran arbeiten, nicht mehr so viele Fragen zu stellen. Aber der Unterricht macht einfach so großen Spaß ... Ist das echt so nervig?«

»Für mich nicht«, sagte Angela, »aber ich glaube, einige Menschen finden das blöd.« Sie war ehrlich zu mir. Und das auf eine Art, die ich sehr mochte. Ehrlich, aber doch einfühlsam. Sie gab mir das Gefühl, nicht so komisch zu sein, wie die anderen dachten. Dass mein *Anders* eben ich war – und dass das okay war.

Ich dachte nach. Vielleicht sollte ich Rita bitten, mir bei dieser Situation zu helfen, bevor sie noch schlimmer wurde. Oder ich versuchte es erst mal allein. »Ich rede nach dem Unterricht mal mit denen«, sagte ich. »Ich meine, wir sind doch alle erwachsen. Ich denke, sie werden es verstehen.«

Angela schaute mich zweifelnd an. »Das hoffe ich, aber ich wäre mir da nicht so sicher. Menschen sind kompliziert.«

Ich wollte dennoch mein Glück versuchen. Direkt nach Unterrichtsschluss ging ich rüber zum Tisch der Mitschüler*innen, die über mich getuschelt hatten. Sie hatten nicht mal Zeit, ihre Sachen zusammenzupacken. Im Nachhinein war das sicher nicht der beste Zeitpunkt, um über die Situation zu sprechen. Sie fühlten sich bestimmt überrumpelt.

»Hey, zusammen«, sagte ich. »Ich habe bemerkt, dass ihr ganz schön oft über mich redet. Angela ist das auch aufgefallen. Könntet ihr mir in Zukunft einfach sagen, wenn euch etwas stört, anstelle es hinter meinem Rücken zu bereden?« Sie schauten mich entgeistert an, und ich holte noch etwas weiter aus, um mich zu erklären. »Wisst ihr, ich habe Asperger-Autismus. Das bedeutet, ich verstehe manche Dinge nicht so gut wie andere Menschen ...« Da es mir schwerfiel, kurz zusammenzufassen, was Autismus war, redete ich ohne Pause weiter. Das war gar nicht so leicht, und ich verhaspelte mich oft, was mich richtig nervte.

»Puh«, unterbrach mich das Mädchen, das mir am ersten Schultag aufgefallen war. Ich wusste mittlerweile, dass sie Marion hieß. »Beruhig dich erst mal. Also ja, du solltest einfach weniger sagen im Unterricht. Und hör auf zu behaupten, dass hier gelästert wird! Anscheinend lästerst du ja selbst.«

Ich sah ihr entsetzt in die Augen. »Ich lästere nicht!«, rief ich verzweifelt. Der Versuch, mich zu erklären, war für mich so nervenaufreibend gewesen, dass ich mich innerlich ganz panisch fühlte. Ich merkte, wie langsam *Anders* zum Vorschein kam. Nein – es war schon längst hier.

»Schrei mich nicht an!«, sagte Marion. Sie schnaubte verächtlich und kehrte mir den Rücken zu. Dabei flüsterte sie leise: »Freak.«

In diesem Augenblick spielte sich in meinem Kopf ein schrecklicher Film ab. Der Titel lautete: Alles wiederholt sich.

Mut

»Ich komme gern in deine Klasse und erzähle ein wenig über Autismus. Ich kann mir vorstellen, wie schwer es sein muss, sich vor vielen Menschen zu erklären. Aber dafür bin ich ja da.«

Ich schaute Rita hoffnungsvoll an. Es klang wirklich so, als ob sie mir helfen könnte. Denn ich hatte es richtig vermasselt. »Danke, Rita. Meine Klassenlehrerin weiß auch schon Bescheid.«

»Genau, mit Frau Scherf habe ich ja schon telefoniert«, sagte sie. »Sie klingt sehr freundlich.«

»Ja, bisher ist sie wirklich sehr lieb zu mir …« Ich schaute auf die Uhr. »Oh, mein Bus kommt gleich. Ich muss los!« Ich fing an, meine Sachen zusammenzupacken.

»Alles klar«, sagte Rita, »dann sehen wir uns morgen in der Schule. Komm gut nach Hause!«

»Ja, mache ich, danke! Bis morgen!«

Ich rannte in Richtung Bushaltestelle und wurde dabei innerlich ziemlich nervös. Das Autismus-Zentrum lag mitten in Aachen in der Nähe einer großen Hauptstraße mit vielen Autos und vielen Menschen. Auf dem Weg zum Bus musste ich einige Straßen überqueren, was für mich ganz schön aufregend war. In meinen Augen war in meinem Wohnort schon viel los, aber hier herrschte richtiges Getümmel. Bisher hatte ich mich daran noch nicht gewöhnen können. Ich hatte Rita bereits davon erzählt, wie sehr mir der Straßenverkehr zu schaffen machte, und bald wollten wir auch diese Hürde gemeinsam angehen.

Ich hatte irgendwo gelesen, dass in Japan die Fußgängerampeln erst orange blinkten, bevor sie auf Rot umschalteten, sodass man Zeit hatte, sich auf den Wechsel vorzubereiten. Hier in Deutschland hingegen wechselte die Ampel einfach von Rot auf Grün und umgekehrt. Für mich war das grauenhaft. Mir war es schon richtig oft passiert, dass die Ampel auf Rot schaltete, während ich noch mitten auf der Straße war. Ich war dann immer total überfordert und wusste nicht, ob ich auf die andere Straßenseite rennen oder umkehren sollte. Manchmal blieb ich wie ein erschrockenes Reh mitten im Scheinwerferlicht stehen. *Anders* machte es mir in solchen Situationen nicht leicht. So ein System wie in Japan wäre mir sehr entgegengekommen.

Ich hatte seit meiner Diagnose gelernt, dass viele Asperger-Autist*innen mit Reizüberflutungen und Panikattacken zu kämpfen haben. Teilweise kommen auch Zwangsstörungen und andere Ängste hinzu. Dadurch, dass wir alles intensiver wahrnehmen, sind wir außerdem anfälliger für Traumata und andere psychische Krankheiten, die dann noch zu unserem Autismus hinzukommen. Zum Glück bin ich nicht allzu stark betroffen, aber jeder ist da *Anders*.

Am nächsten Tag kam Rita zu mir in die Schule. Es hatte gerade zur zweiten Pause geklingelt, als sie ihren Vortrag begann. Ich vermutete, dass die Schüler*innen nicht gerade begeistert darüber waren, dass sie ihre Pause für eine Nachhilfestunde über Autismus opfern mussten. Schon wieder wurde mir klar, dass dieser Zeitpunkt alles andere als perfekt war. Aber das ließ sich nun auch nicht mehr ändern.

Rita hielt eine PowerPoint-Präsentation, in der sie sehr gründlich erklärte, was es mit Autismus auf sich hatte. Der Vortrag war recht trocken, doch am Ende veranstaltete sie noch eine praktische Übung mit uns. »So, ich habe ein kleines Experiment vorbereitet, das euch dabei hilft, Vero beziehungsweise andere Autist*innen besser zu verstehen«, sagte sie. Sie holte Stifte, Papier und einige Spiegel aus ihrer Tasche. Auf den losen Papierblättern war jeweils die halbe Kontur eines Sternes abgebildet. »Vor euch seht ihr die Umrisse eines halben Sternes«, erklärte sie. »Wenn ihr jetzt versuchen würdet, den Stern mit einem Stift zu vervollständigen, wäre das sehr leicht. Nicht wahr? Aber nun nehmt mal den Spiegel und positioniert ihn so auf dem Papier, dass der unvollständige Stern komplett gespiegelt wird. Schaut jetzt beim Ergänzen der anderen Sternenhälfte nicht aufs Papier, sondern in den Spiegel. Und so versucht ihr, den Stern zu vervollständigen.«

Ich war etwas irritiert, doch als ich anfing, beim Zeichnen in den Spiegel zu schauen, wurde mir sofort klar, was Rita mit diesem Experiment bezwecken wollte. Es war plötzlich unheimlich schwer, den Stern zu vervollständigen. Wenn man dachte, man zeichnete eine Linie nach links, zeigte diese auf dem Papier plötzlich nach rechts. Man musste sich also ständig Gedanken darüber machen, in welche Richtung man den Stift bewegte. Eine clevere Idee!

»Hey, irgendwie ist das total schwer«, rief eine meiner Mitschülerinnen in den Raum. »Das geht gar nicht!«

»Doch, das ist tatsächlich möglich«, sagte Rita schmunzelnd.

»Ich bin fertig!« Aufgeregt hob ich mein Blatt hoch, auf dem sich ein vollständiger, nur leicht gekrümmter Stern befand.

»Gut gemacht!«, sagte Rita. »Eine der Stärken von Asperger-Autisten ist, dass sie aufgrund ihrer besonderen Art des Denkens und der Wahrnehmung bestimmte Sachen anders erfassen. Sie sind zudem oft sehr gründlich und gewissenhaft.

Viele entwickeln Spezialinteressen und Fähigkeiten, in denen sie besonders gut sind.«

Mit diesen Worten machte Rita mir Mut. Auch einige meiner Mitschüler*innen wirkten begeistert. Ob sie mich nun besser verstanden? Zumindest hatte ich den Eindruck, dass keiner genervt von Ritas Vortrag oder dem Experiment war.

Die nächsten paar Wochen kam es mir so vor, als ob die Tuscheleien ein Ende nähmen. Leider hielt dieser Zustand nicht an. Als ich eines Morgens in die Schule kam, sah ich sofort, dass sich eine Gruppe um Angela gebildet hatte. Als sie sich entfernten, hörte ich meine Mitschüler*innen laut lachen. Ich wusste sofort, was das zu bedeuten hatte.

»Was haben die gewollt?«, fragte ich Angela.

Sie schaute mich frustriert an. »Ach, nichts Besonderes.« Ihr Blick war auf den Boden gerichtet, während sie den Satz aussprach.

Ich hatte ein schlechtes Gefühl, aber ich musste es einfach aussprechen: »Wenn du nicht mehr mit mir befreundet sein kannst, weil sie dich sonst auch mobben, kann ich das verstehen.«

Sie schaute mich durchdringend an, doch ich konnte ihren Blick nicht deuten.

»Was denkst du?«, fragte ich.

»Wieso redest du so einen Unsinn, Vero?«, fragte sie.

»Unsinn?«

»Ja, Unsinn. Wegen so etwas hört man nicht einfach auf, befreundet zu sein. Ich habe denen gesagt, sie sollen dich in Ruhe lassen.«

Ich muss in diesem Moment geschaut haben, als ob ich im falschen Film wäre. Es war das erste Mal, dass sich jemand in der Schule für mich eingesetzt hatte. Die erste Freundin, die mir wirklich zur Seite stand. Ich konnte es nicht glauben. *Anders* auch nicht. »Du meinst das ernst?«, fragte ich bestimmt drei- oder viermal, bevor ich mich mit der Antwort zufriedengab. Dann umarmte ich Angela und fing an zu weinen. »Du weißt nicht, wie viel mir das bedeutet!«, schluchzte ich.

Das Mobbing ging danach tatsächlich wieder los. Es war zum Glück nicht so extrem wie in der Mittelschulzeit, doch es hinterließ trotzdem seine Spuren. Einmal sabotierte man meine Schularbeiten. Einige meiner Illustrator-Dateien für einen digitalen Zeichenkurs waren plötzlich verschwunden. Auf den Server hatte jeder Zugriff, und irgendjemand hatte die Dateien gelöscht, als ich gerade nicht im Computerraum war.

Auch sonst gab man mir ständig das Gefühl, nicht zur Klassengemeinschaft dazuzugehören. Meistens war Marion an den Intrigen in der Klasse beteiligt. Im Sportunterricht stiftete sie einmal sogar einen Jungen aus unserer Klasse dazu an, mir einen Ball direkt ins Gesicht zu werfen. Zum Glück war ich gut in Sport und schaffte es auszuweichen. Trotzdem: Ich war genervt von dem Mobbing, und als Angela immer öfter mit hineingezogen wurde, sprach ich Klartext. Ich konnte nicht zulassen, dass man meiner Freundin meinetwegen etwas Böses tat.

Eines Tages nach der Schule entschied ich, noch mal das Gespräch mit Marion zu suchen. Es war offensichtlich, dass wir beide uns nicht mochten, doch keiner hatte es je direkt ausgesprochen. Ich wollte endlich sagen, was ich fühlte. Es war eine solche Last. So wie wenn man jemandem seine Liebe gestehen möchte. Manche Gefühle müssen einfach raus. Ich stand also vor Marions Pult. Sie redete gerade mit zwei anderen Mädchen aus der Klasse. »Hey, Marion, ich muss mit dir reden«, sagte ich.

»Was?« Sie schaute mir tief in die Augen. Ich erwiderte ihren Blick.

»Ich muss dir was sagen. Ich mag dich nicht! Ich mochte dich noch nie!« Ich sagte diese Sätze in einem ganz normalen Tonfall.

Ihre Antwort kam einen Augenblick später: »Ich mag dich auch nicht!« Ihr Tonfall klang angewidert. Die Message kam an.

»Okay, gut, dass wir das endlich klären konnten.« Ich lächelte und ging weg.

Ich weiß nicht, wie Marion diese Konfrontation fand. Ob sie irritiert oder wütend war. Was ich jedoch weiß, ist, dass das Mobbing nach diesem Gespräch aufhörte. Anstatt über mich zu tuscheln, akzeptierte Marion mich, obwohl sie mich nicht mochte. Mehr wollte ich nicht. Ich wollte die gleiche Akzeptanz, die auch ich ihr entgegenbrachte. Komischerweise mochte ich sie dadurch ein kleines bisschen mehr.

Klar, die ganze Sache hätte auch in die Hose gehen können. Aber manchmal müssen wir einfach über unsere Gefühle sprechen. Auch über die unangenehmen. Wir können damit vielleicht etwas ändern. Eventuell verstehen uns die anderen dann besser und können lernen, uns zu tolerieren. So etwas kann ganz schön angsteinflößend sein. Aber aus Angst kann Mut werden, und Mut lässt uns wachsen. Manchmal ist schon der Versuch ein Erfolg, und das Resultat ist gar nicht so wichtig.

Lösungswege

»Ja, genau, das ist richtig!« Rita nickte mir zu.

Vor uns lagen Karten, auf denen Gesichter mit verschiedenen Gesichtsausdrücken abgedruckt waren. Viele waren leicht zu identifizieren, doch manche fielen mir etwas schwerer. Die Mimik war nicht immer eindeutig, und manchmal gab es mehrere Deutungsmöglichkeiten. Hin und wieder weinte man ja auch, weil man glücklich war. Wie sollte man nun Tränen der Trauer von Tränen des Glückes unterscheiden?

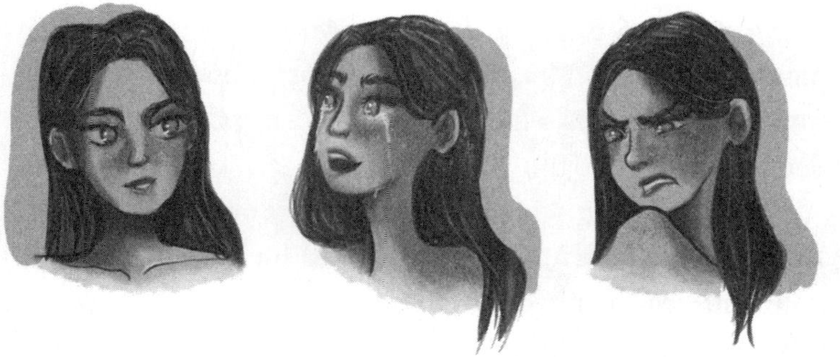

Seit ich von *Anders*' Existenz erfahren hatte, beobachtete ich mich öfter selbst im Spiegel. Ich analysierte, wie die einzelnen Muskeln in meinem Gesicht sich bewegten, während ich mich in verschiedene Gefühlszustände hineinversetzte. Weinen, lachen, böse gucken. Manchmal, wenn ich wirklich geweint oder Panik bekommen hatte und gerade allein in meinem Zimmer war, ging ich direkt rüber zu meinem Spiegel und schaute mich an. Das half mir irgendwann sogar, schneller mit der Situation abzuschließen und mich zu beruhigen.

Heutzutage mache ich das übrigens immer noch – aber nur, wenn ich allein bin.

In den Therapiesitzungen half Rita mir dabei, meine Gedanken und Gefühle zu reflektieren. Mit ihrer Hilfe therapierte ich mich quasi selbst. Die Therapie war für mich zwar eine Stütze, aber um wirklich etwas zu erreichen, muss man den Großteil der Arbeit schon selbst machen. Meine Therapeutin begleitete mich auf diesem Weg. Wenn ich daran denke, wie viele Menschen heutzutage an Depressionen leiden, dann frage ich mich immer, wie schwer so eine Therapie für sie sein muss. Ich habe großen Respekt für diese Menschen, denn obwohl es in meinem Alltag viele Hürden gab, liebte ich mein Leben und war nie an den Punkt gekommen, wo ich keine Perspektive mehr sah. Ich war eine heillose Optimistin und ging die Therapie deswegen mit sehr viel Motivation an. Oder war *Anders* der Optimist?

»Morgen gehen wir dann ein wenig draußen spazieren.« Rita begleitete mich nach unten zum Eingang des Autismus-Zentrums. Morgen wollte sie mir ein paar Tricks zeigen, die mir dabei helfen würden, im Straßenverkehr besser zurechtzukommen. Ich war schon gespannt.

»Ciao, Rita! Bis morgen«, verabschiedete ich mich. Ich ging in Richtung Bushalte und checkte währenddessen auf meinem Handy, ob der Bus pünktlich kommen würde. Es war jetzt zwei Uhr nachmittags, und ich wollte noch eine Bewerbung für einen Minijob schreiben. Bisher hatte ich nur Zeitungen ausgetragen, und zwar immer sonntags um fünf Uhr morgens zusammen mit meiner großen Schwester. Das war kein allzu anstrengender Job, doch im Winter war es echt unangenehm. Vor dem Austragen mussten wir immer erst die Werbung in die Zeitungen einsortieren. Dabei standen wir auf dem Hof und froren uns die Füße ab. Diese morgendlichen Stunden, die ich regelmäßig mit Angie verbrachte, waren geprägt von Witzen und Tratsch, aber auch von Streit. Es war nicht einfach, aber durch das Ziehen des Zeitungswagens war mein Bizeps immer so trainiert, dass ich in der Mittelschule die Jungs aus meiner Klasse im Armdrücken besiegen konnte. Jetzt war es allerdings an der Zeit für mich, einen anderen Job auszuprobieren. Ein Imbiss um die Ecke von unserem Haus suchte eine Küchenhilfe, die gleichzeitig auch als Kellnerin einsprang. So was hatte ich zwar noch nie gemacht, aber es war immer aufregend, etwas Neues zu probieren. Ich wollte langsam anfangen, Geld zu sparen, um irgendwann nach meiner Ausbildung von zu Hause ausziehen zu können. Ich wollte selbstständiger werden. Den Menschen um mich herum und auch mir selbst beweisen, dass ich es schaffen konnte, für mich selbst zu sorgen und ein normales Leben zu führen. Mit *Anders*.

Am nächsten Tag saß ich in der Pause wieder mit Sarina und Angela zusammen. Wie immer. Das Mobbing in der Klasse hatte sich in letzter Zeit merklich gelegt, doch Angela hatte da etwas mitbekommen, das mir entgangen war. »Ich habe von Shauna aus der Parallelklasse gehört, dass anscheinend alle über dich reden, Vero«, erzählte sie mir. »Du scheinst das Thema Nummer eins zu sein.«

Nicht schon wieder! Ich verdrehte die Augen. »Am besten, meine Therapeutin klärt die komplette Welt für mich auf. Ob ich danach wohl meine Ruhe habe?« Ich lachte. »Na ja, was soll's, immerhin bin ich berühmt hier an der Schule.« Wieso sollte ich mich darüber noch aufregen? So schlimm wie auf der

Mittelschule war es zum Glück nicht mehr, aber es frustrierte mich dennoch ab und zu, wenn *Anders* mein Leben komplizierte. In der letzten Zeit hatte ich erkannt, dass manche Menschen, auch wenn sie von *Anders* wussten, dennoch blöd zu mir waren. Sie wissen nicht, wie sie mit meinem Autismus umgehen sollten. Ich wurde immer besser darin, mein Leben mit *Anders* zu beschreiben. Es war mir wichtig, der Welt zu erklären, wie ich mich fühlte. Ich sehnte mich nach Verständnis, Akzeptanz und Toleranz. Eben das, was sich jeder Mensch von seiner Umwelt wünscht. Gleichzeitig versuchte ich selbst, den Menschen in meinem Umfeld diese Werte entgegenzubringen, auch wenn mir das nicht immer leichtfiel. Ich versuchte, nicht zu viel zu jammern oder mich über mein Leben zu beklagen. Denn ich war die Art von Mensch, die die Dinge selbst in die Hand nahm und nach Lösungen suchte. Denn egal wie schlimm oder ausweglos eine Situation schien, es gab immer einen Weg. Was am Ende zählte, war, wie man selbst damit umging.

Nach der Schule holte mich Rita ab, und wir gingen in Richtung Innenstadt. Wie immer war es hier sehr laut, und auf den Straßen herrschte viel Verkehr. Dabei war das hier nur Aachen. Köln war noch viel heftiger.

»Und, wie fühlst du dich?«, fragte Rita und sah mich lächelnd an.

»Ganz okay«, sagte ich. »So langsam gewöhne ich mich daran.«

»Und wenn wir mal wohin gehen, wo du noch nicht warst?« Wir liefen weiter durch die Straßen und kamen in eine Gegend, in der ich mich nicht auskannte. Sofort wuchs die Anspannung in mir. Doch da Rita an meiner Seite war, fühlte ich mich nicht so überfordert wie sonst. »Mag sein, dass es dir leichter fällt, die vielen Reize zu verarbeiten, wenn du nicht allein unterwegs bist. Im Notfall können dir aber die hier helfen.« Sie streckte ihre Hand aus und reichte mir ein paar Menthol-Bonbons.

»Das funktioniert?« Ich war verwirrt. Wie sollte mir ein Bonbon im Straßenverkehr helfen?

»Du weißt ja, dass diese Menthol-Bonbons einen starken Geschmack haben«, erklärte Rita. »Diesen Geschmack kannst du dir zunutze machen und ihn mit dem Gedanken verbinden, dich auf den Verkehr zu konzentrieren. Er kann dir auch dabei helfen, deine Reizüberflutung ein wenig oder sogar ganz auszublenden, indem du dich nur auf diesen einen starken Reiz konzentrierst.«

»Das ist eine gute Idee!« Ich packte eines der Bonbons aus und steckte es mir in den Mund. Natürlich war ich nicht plötzlich tiefenentspannt, aber ich versuchte, meinem Gehirn die Botschaft zu vermitteln, dass das Bonbon mir dabei half, *Anders* in seine Schranken zu weisen. Bleib ruhig, *Anders*, bleib ruhig, wiederholte ich immer wieder.

»Ich habe auch noch das hier für dich.« Rita streckte erneut ihre Hand aus. Darin lag ein Schlüsselring, an dem einige laminierte Karteikärtchen befestigt waren. Auf einem der Kärtchen stand: »Einmal riechen.« Auf einem anderen: »Einmal fühlen, einmal sehen, einmal hören.« Auf dem nächsten Kärtchen stand dasselbe, nur dass man es diesmal zweimal machen sollte. Danach dreimal. »Diese Kärtchen sollen dir dabei helfen, dich in einer Paniksituation auf deine Sinne zu konzentrieren. Du versuchst in diesen Momenten bewusst, nur eine Sache wahrzunehmen. So kann *Anders* ebenfalls beruhigt werden.«

Ich nickte. Das klang alles sehr gut, und ich nahm mir vor, diese Tricks das nächste Mal anzuwenden, wenn ich draußen unterwegs war. »Danke, Rita«, sagte ich. »Da bin ich mal gespannt.«

Gemütlich schlenderten wir zurück zum Autismus-Zentrum, während ich den Geschmack des Bonbons in meinem Mund genoss. *Anders* war auch entspannt. Was für ein schöner Tag!

Lächeln

Je älter ich wurde, desto wichtiger war es mir, unabhängig zu sein. Ich war jetzt schon 18, und meine Ausbildung neigte sich langsam dem Ende zu. Was würde danach passieren? Wäre ich bereit für die Welt? Für das Leben? Immer wieder stellte ich mir die Frage, wohin mich mein Weg führen würde. Ob in dieser Zukunft genug Platz für *Anders* wäre? Das musste es!

Ich hatte mittlerweile schon viel Arbeitserfahrung gesammelt, jedoch hatte ich das Gefühl, dass die Berufswelt noch nicht bereit für mich und *Anders* war. In den letzten Jahren hatte ich es in meinen Jobs nicht immer leicht gehabt. Zum Beispiel hatte ich vor Kurzem meinen Job in einem Restaurant gekündigt, weil mein Chef darauf beharrt hatte, dass »behinderte Menschen« nicht einmal den Mindestlohn verdient hätten. Was sollte ich dazu schon sagen? Ja, ich hatte festgestellt, dass die Gastronomie eine Herausforderung war, die tatsächlich nicht jeder bewältigen konnte. Für Leute mit einem *Anders* war es noch schwerer. Aber ich hatte mein Bestes gegeben. Am Ende hatte es nicht gereicht, aber damit konnte ich mich abfinden. Ich war wohl nicht für diese Art von Job geschaffen.

Bald darauf fing ich an, in meinem eigentlichen Berufsfeld zu arbeiten. Ich hatte einen Nebenjob als Grafikerin im Internet gefunden und wurde nach dem Bewerbungsgespräch direkt genommen. Meine Aufgabe in der Grafikagentur war es, Videos zu schneiden, zu animieren und Plakate und Ähnliches zu gestalten. Ich arbeitete jetzt schon ein paar Wochen hier und hatte eines Tages ein Meeting mit meiner Kollegin Sofie, um mit ihr über ein Videokonzept zu sprechen. Sofie war eine ganze Ecke älter als ich, und ich hatte gehörig Respekt vor ihr. Sie war die Art von Mensch, mit der man es sich besser nicht verscherzen sollte, das hatte ich gleich am Anfang gemerkt. Sofie hatte immer ein Lächeln auf den Lippen, aber man konnte sich nie sicher sein, ob sie es auch so meinte. Genau der Typ Mensch also, mit dem *Anders* Probleme hatte.

»Hey, Vero, ich habe nun Zeit.« Wie aus dem Nichts stand Sofie plötzlich vor meinem Tisch. »Zeig mal dein Konzept.«

»Klar, setz dich«, sagte ich. Ich bot ihr einen Bürostuhl an, den ich extra an meinen Tisch geschoben hatte. Da ich immer noch relativ neu war, wollte ich besonders respektvoll sein. »Ich weiß ja noch gar nicht, worum es geht. Sag mir gern, was ich machen soll.«

»Wie? Du hast noch kein Konzept?« Sie seufzte und setzte sich auf den Stuhl neben mir. »Na gut, dann sprechen wir jetzt darüber.« Sie zeigte mir die Unterlagen, die ich für die Erstellung des Videos brauchte. Ich notierte alles detailliert mit.

»Hey, Sofie, wenn wir das hier rot machen, dann setzt sich das Logo nicht mehr vom Hintergrund ab und geht total unter«, merkte ich an, als Sofie fertig war. »Ich würde für den Start auch ein anderes Foto nehmen. Das hier zeigt nicht, worum es wirklich geht.«

Sie runzelte die Stirn. »Mach es zur Probe bitte trotzdem zuerst rot und lass auch das Bild erst mal drin.«

»Bist du sicher?« Ich wusste, dass das Video so nicht gut aussehen würde, und wollte gern alles von Anfang an richtig machen. Doch Sofies eindringlicher Blick sagte mir, dass ich an dieser Stelle lieber nicht weiter mit ihr diskutieren sollte.

Meine häufigen Mimikübungen ließen mich das genau erkennen. Selbst *Anders* konnte mich in diesem Moment nicht täuschen. Also hielt ich meine Klappe und arbeitete den Entwurf nach ihren Vorstellungen aus.

Das Ergebnis sah genau so aus, wie ich es vorhergesagt hatte. Das Logo ging vor dem roten Hintergrund unter, und man verstand den Anfang des Videos nicht. Schade, aber Sofie hatte es ja so haben wollen. So leise wie möglich schlich ich mich an ihren Bürotisch, aber sie bemerkte mich bereits auf halbem Weg. Sie warf mir wieder diesen eindringlichen Blick zu wie ein Raubtier, das auf seine Beute schaut. Nach einem kurzen Moment wandte sie ihren Blick wieder ab und konzentrierte sich auf ihren Bildschirm. Ich ging langsam auf sie zu. »Ähm, entschuldige, Sofie. Hast du kurz Zeit?«

»Warte bitte fünf Minuten«, sagte sie, ohne aufzuschauen.

Ich ging langsam zurück an meinen Platz und gab ihr sogar noch eine Minute länger, da ich ein unwohles Gefühl hatte und sie nicht bedrängen wollte. Als ich wieder an ihren Tisch trat, sagte sie: »Das hat aber lange gedauert. Hast du noch Kaffeepause gemacht?«

Ich verkniff mir eine schnippische Antwort und schluckte stattdessen meinen Frust herunter. Ich musste professionell bleiben und beschwor auch *Anders*, sich zusammenzureißen. »Hier, ich bin fertig mit den Entwürfen, aber ...«

Ich konnte noch nicht einmal meinen Satz beenden, da unterbrach Sofie mich bereits: »Was ist das denn?« Sie schaute mich vorwurfsvoll an. Ruhig bleiben, Vero!

»Ähm, das ist der Entwurf gemäß deinen Vorstellungen«, erklärte ich. »Was ich gerade sagen wollte, war, dass es so nicht gut aussieht.«

»Wenn es so nicht gut aussieht, wieso verschwendest du deine Zeit damit?«, blaffte sie mich an. »Ich dachte, du bist Designerin?«

Ich schluckte. Mich zusammenzureißen, wurde immer schwerer. »Bin ich auch. Und als Designerin muss ich meinen Kunden auch zeigen, wenn sie falschliegen«, erwiderte ich. Vielleicht war diese Antwort zu provokant gewesen, aber sie musste einfach raus. Sofies Blick verriet, dass ich das lieber nicht hätte sagen sollen.

»Hör mal, ich arbeite hier schon seit acht Jahren«, sagte sie schnippisch. »Ich brauche mir nicht sagen zu lassen, dass ich für deine Aufgaben verantwortlich bin! Zeig mir ein besseres Konzept.«

In diesem Augenblick traf ich eine Entscheidung. Ich probierte etwas, was ich vorher noch nie probiert hatte. Anstatt mich zu wehren, ließ ich Sofies Aussage einfach so stehen und lächelte sie an. »Alles klar, Sofie! Du bekommst ein tolles Design!«, sagte ich. Sie schaute mich schockiert an.

In diesem Moment lernte ich, dass Nettigkeit eine Waffe sein kann. Eine Waffe, um sich gegen den eigenen Frust zur Wehr zu setzen und dem Gegenüber zu zeigen, dass man unantastbar ist. Das funktioniert nicht immer, aber in vielen Situationen schon. So auch an diesem Tag.

Am Ende wurde mein Vertrag in der Agentur nicht verlängert, weil irgendwann Sofie die Leitung übernahm. Da hatte ich aber schon eineinhalb Jahre dort gearbeitet. Es lag also nicht an meinen Fähigkeiten, da bin ich mir sicher. Sofie mochte mich einfach nicht, und Gründe, wieso man jemanden nicht übernehmen kann, lassen sich immer finden. Aber Jobs wie diese gibt es wie Sand am Meer, und ich

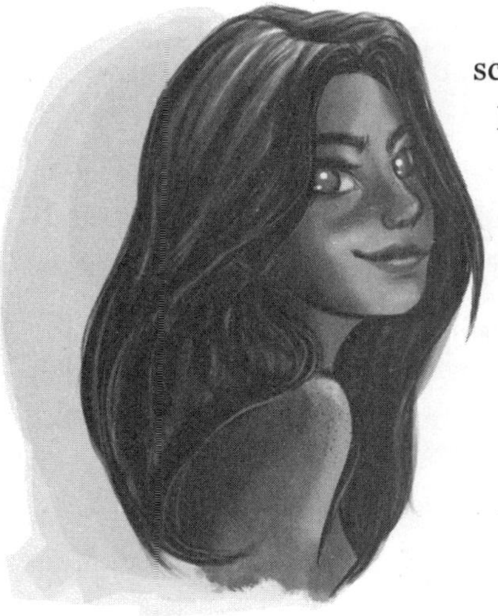

schwamm einfach zur nächsten Bucht. Mit besserer Aussicht! Und am Ende war ich Sofie sogar dankbar. Dafür, dass sie mir das Lächeln beigebracht hatte. Diese Waffe war Gold wert, für mich und auch für *Anders*.

Zukunftspläne

Meine Ausbildung war fast zu Ende, und ich hatte währenddessen fleißig gespart, um mir bald eine Wohnung leisten zu können.

»Was machst du nach der Ausbildung, Angela?«, fragte ich meine Freundin. Wir saßen gerade auf meinem Bett und schauten einen Anime.

»Das weißt du doch«, antwortete sie. »Ein Jahr dranhängen, um mein Abi fertigzumachen.«

»Ach ja, stimmt.« Ich erinnerte mich. Auch ich hatte über diese Möglichkeit lange nachgedacht.

»Du etwa nicht?« Sie schaute mich verwundert an.

»Na ja, ich habe mich für einen Studienplatz in Kommunikationsdesign an der FH Aachen beworben«, sagte ich. »Wenn ich da angenommen werde, lasse ich das mit dem Abi sein und gehe studieren.«

»Aber wir wollten doch zusammen Abi machen!« Sie schaute mich traurig an. Es stimmte, wir hatten vor Ewigkeiten tatsächlich mal darüber geredet, dass wir zusammen noch ein Jahr dranhängen könnten. Aber sie wusste auch, dass es mein Traum war zu studieren.

»Tut mir leid«, sagte ich, »aber das ist eine einmalige Chance.«

»Kannst du nicht ein Jahr warten? Für mich?«

»Leider nein. Aber wir bleiben doch trotzdem beste Freundinnen! Mach dir mal keinen Kopf«, versuchte ich sie zu trösten.

»Hm. Okay.« Sie schaute nicht mehr ganz so traurig.

»Wann willst du eigentlich von zu Hause ausziehen?«

Sie überlegte kurz. »Vielleicht auch nach diesem Sommer. Aber finanziell wird das schwierig mit einer eigenen Wohnung.«

Ich lächelte. »Zieh doch mit mir zusammen! Immerhin bist du so oft hier! Wir verbringen eh superviel Zeit miteinander.«

Sie schaute mich glücklich an. »Ja, wieso nicht! Das wird super! Endlich ausziehen!«

Wir beide waren begeistert von der Idee zusammenzuziehen. Da ich wusste, dass Angela nicht so viel Geld hatte wie ich, bot ich ihr an, den Umzug zu finanzieren. Einige Tage später hatte ich ein paar Wohnungsanzeigen herausgesucht, die zu unserer Preisvorstellung passten.

»Wow, du meinst das ja echt ernst, Vero!«, sagte meine Freundin.

Ich schaute sie zögernd an. »Du meinst es doch auch ernst, oder?«

»Klar, wieso nicht?«

»Diese Wohnung hier können wir uns schon in zwei Tagen anschauen!« Ich zeigte ihr auf meinem Smartphone eine Anzeige für eine wunderschöne Zweizimmerwohnung mit einer Einbauküche. Die Fotos waren ein richtiger Traum. Ein Badezimmer mit Badewanne! Und sogar mit Fenster! Und dann lag die Wohnung auch noch in einem schicken Viertel. Der Preis bewegte sich nur ganz leicht über unserer Schmerzgrenze.

»Wow, Vero, die sieht wirklich toll aus«, staunte Angela. »Der Preis tut mir zwar ein wenig weh, aber wenn sie wirklich so schön aussieht …«

»Ich habe alles mit der Vermieterin geklärt. Übermorgen nach der Ausbildung fahren wir hin und schauen sie uns an!«

Es war ein heißer Sommertag, und als wir aus dem Bus stiegen, sog ich überglücklich die frische Luft in mich hinein. Busfahren nervte! Der Himmel war blau ohne eine einzige Wolke, und ich hatte ein gutes Bauchgefühl. Als wir vor der in der Anzeige angegebenen Adresse standen, waren Angela und ich noch begeisterter als zuvor.

»Das ist es?«, fragte Angela.

»Ja! Kein Zweifel!«

Es war ein schönes Haus mitten in der Stadt in einer Straße voller noch schönerer Häuser. Wir klingelten, und eine schmale Frau öffnete uns die Tür und schaute uns freundlich an. Sekunden später stürmten vier große Hunde aus der Haustür.

»Hallo, zusammen, ihr müsst die Interessenten sein«, sagte die Frau.

»Genau! Das ist Angela, und ich bin Vero. Wir hatten schon telefoniert.«

»Ich bin Ingrid. Na, dann kommt mal mit! Ich hoffe, ihr mögt Hunde.«

»Na klar!« Angela und ich lächelten. Hunde waren tolle Tiere. Leider hatte unsere Familie nie einen gehabt, aber Angela war mit Hunden groß geworden. Irgendwann wollte ich auch mal einen Hund haben!

Es gab einen hübschen Garten hinterm Haus, in dem man sogar einen Swimmingpool hätte aufstellen können. Angela und ich sahen uns immer wieder lächelnd an und nickten einander zu. Wir beide waren begeistert. Als uns Ingrid dann die leere Wohnung im ersten Stock zeigte, die direkt über ihrem kleinen Schmuckladen lag, kannten wir kein Halten mehr. Die Wohnung war in einem Topzustand und wunderbar geschnitten. Sie war noch schöner als auf den Fotos.

Als wir uns ausgiebig umgeschaut hatten und mit Ingrid und ihren Hunden wieder im Garten standen, sagte sie zu uns: »Wisst ihr, ihr könnt die Wohnung haben. Ich habe zwar einige andere Interessenten, aber ihr wirkt sehr freundlich und vertrauensvoll.«

»Wirklich? So schnell? Wow, danke! Wir würden sie sehr gern nehmen!«, sagte ich. Meine erste Wohnungsbesichtigung, und schon hatte ich eine Zusage. Genial!

Angela schaute ebenfalls begeistert. »Danke! Das ist fantastisch!«

»Ach, eines wollte ich Ihnen noch sagen«, fügte ich hinzu. »Ich weiß, das kommt etwas plötzlich, aber ich möchte einfach, dass Sie Bescheid wissen. Falls ich manchmal etwas komisch wirken sollte, liegt es daran, dass ich Asperger-Autismus habe.«

»Oh, was ist das denn?«, fragte Ingrid.

»Eine Art unsichtbare Behinderung. Ich nehme manche Dinge ein wenig anders wahr als der durchschnittliche Mensch. Und ich neige dazu, Reizüberflutungen zu bekommen.« Ich erklärte Ingrid noch ein wenig mehr, und sie nickte verständnisvoll. Damit war das Thema *Anders* für mich an dieser Stelle geklärt.

Zu Hause angekommen, fing ich sofort an, meine Sachen zu packen. Kartons hatte ich bereits organisiert. Meine Mutter hatte bis zu diesem Zeitpunkt gedacht, dass ich das mit dem Auszug nicht ernst meinte. Als ich ihr abends von der Wohnungszusage erzählte, war sie ganz schön überrascht. »Was? So schnell? Das habe ich nicht erwartet«, sagte sie völlig baff. »Bist du sicher, dass du so weit bist? Was, wenn es Probleme gibt? Und kannst du dir das wirklich leisten? Was, wenn du es nicht schaffst, während des Studiums zu arbeiten?«

»Ich schaffe das schon«, sagte ich. »Ich finanziere das ja nicht alles allein. Angela und ich teilen uns die Miete, außerdem habe ich schon viel gespart und organisiert.«

Sie wirkte immer noch nicht ganz überzeugt. Natürlich konnte ich verstehen, wie schwer es für eine Mutter sein musste, das eigene Kind ziehen zu lassen. Und dann auch noch das jüngere zuerst, denn meine große Schwester wohnte auch noch zu Hause. Es würde eine große Veränderung sein, aber ich hatte keine Angst. Vor *Anders* fürchtete ich mich auch nicht. Es würde mich nicht daran hindern, meine Zukunft anzugehen. Ich musste lernen, mein Leben selbst in die Hand zu nehmen, und dabei war der Auszug ein wichtiger Schritt. Ich fühlte mich mehr als bereit. Zwar war ich erst 19, aber ich hatte mich schon immer etwas reifer gefühlt. Das wird sich, glaube ich, nie ändern – es ist einfach meine Persönlichkeit. In den zwei Jahren, die ich jetzt von meinem Autismus wusste, hatte ich außerdem viel an mir gearbeitet. Ich kam immer besser im Straßenverkehr zurecht. Ich lernte mich selbst und die Menschen um mich herum kennen. Früher war ich dazu gezwungen gewesen, mich mit der Welt auseinanderzusetzen. Nun *wollte* ich mich mit ihr auseinandersetzen. Lustig, oder? Woher meine Eigeninitiative wohl kam? Ich glaube, ich hatte sie *Anders* zu verdanken!

»Ach, übrigens«, sagte meine Mutter. »Heute kam ein dicker Briefumschlag von der Uni an, bei der du dich beworben hast.«

Ich schaute sie erschrocken an. »Was? Wo ist er?«

»Hier.« Sie griff nach dem Stapel mit Post auf dem Küchenschrank und zog einen Brief hervor. Ich riss ihn ihr förmlich aus den Händen.

»Eine Zusage!«, rief ich. Dann begann ich, vor Freude zu weinen.

»Herzlichen Glückwunsch! Ich wusste, du schaffst das!«

»Ich werde Studentin! Krass!« Nun würde ich nächsten Monat tatsächlich mein Traumstudium beginnen. Meiner Zukunft lag nichts mehr im Weg! Ich hoffte, Angela wäre nicht zu enttäuscht, dass ich nicht mit ihr zusammen Abi machte. Aber ich war mir sicher, dass sie es verstehen würde.

Zusammenleben

Zusammenwohnen ist für niemanden leicht. Es birgt viele Herausforderungen. In der Zeit nach unserem Umzug war sehr vieles neu für mich. Mein Studium hatte längst begonnen, und ich hatte außerdem einen neuen Nebenjob. Mit Angela wohnte ich jetzt schon ganze zwei Wochen zusammen, und bisher lief es super. Angelas Freund Kevin war mittlerweile auch wieder aus Essen zurück, wo er ein Praktikum gemacht hatte, und verbrachte viel Zeit bei uns zu Hause.

Es war relativ spät am Abend, und ich hatte gerade zu Abend gegessen. Ja, ich war nicht die ordentlichste Person, aber für Angela legte ich mich ins Zeug, da ich die perfekte Mitbewohnerin sein wollte. Deshalb räumte ich nach dem Kochen immer alles sofort in die Spülmaschine. Es klopfte an meiner Zimmertür, und als ich öffnete, stand Angela vor mir. »Hey, Vero«, sagte sie, »kannst du in Zukunft mein Messer bitte nicht in die Spülmaschine tun?«

»Oh, hey! Wie war dein Tag?«, sagte ich mit einem Lächeln. »Ja, klar, nächstes Mal wasche ich es einfach ab.«

»Gut. Ich muss Hausaufgaben machen«, sagte sie und drehte sich um.

»Viel Erfolg!«

Vielleicht hätte es mir schon in diesem Moment auffallen müssen, aber ich dachte mir nichts dabei, dass Angela so kurz angebunden war. Sie war eben beschäftigt. Als allerdings in den nächsten Tagen immer mehr Kritikpunkte und Anmerkungen dazukamen, wurde ich schon etwas stutzig. Angela erkundigte sich nicht mal mehr, wie es mir so ging, und hatte auch nie mehr Zeit, gemeinsam etwas zu unternehmen. Ich fühlte mich, als würde sie mir nur noch Kritik entgegenbringen: Es seien zu viele Wasserflecken auf der Herdplatte, der Vorratsschrank sollte aufgeteilt werden und ich wurde darauf hingewiesen, dass ich zu laut durch die Wohnung trampeln würde. Und es waren nicht nur die ständigen Anmerkungen, die mich belasteten, auch sonst distanzierte Angela sich völlig von mir. Dabei versuchte ich wirklich, alle ihre Kritikpunkte sofort umzusetzen. Warum konnten wir nicht einfach friedlich zusammenwohnen und so miteinander umgehen wie vorher? So langsam fühlte ich mich verunsichert. Wo war meine Freundin, die ich seit über drei Jahren kannte und mit der ich nie Streit hatte? Was war passiert? War ich als Mitbewohnerin wirklich so unmöglich?

Ich sprach mit meiner Therapeutin über die Situation, und sie bot an, gemeinsam über alles zu reden. Angela kannte Rita. Sie war auch schon das eine oder andere Mal im Autismus-Zentrum dabei gewesen und mochte meine Therapeutin.

»Hey, Angela?« Sie stand gerade in der Küche und kochte sich eine Suppe, als ich das Gespräch mit ihr suchte. »Du, ich habe mit meiner Therapeutin über die aktuelle Situation gesprochen ... In letzter Zeit ist es ein bisschen schwierig für mich, weil ich merke, dass du dich sehr von mir distanzierst.«

Sie schaute mich an. »Ja, das stimmt. Tut mir leid.«

»Vielleicht können wir ja mal darüber reden?«, schlug ich vor. »Vielleicht sogar mit Rita. Eine dritte Person, die eine sachlichere Perspektive hat und uns vielleicht einen Rat geben kann, könnte bestimmt helfen.«

»Das hört sich gut an«, antwortete sie. »Gern doch!« Ich hatte nicht erwartet, dass sie sofort zustimmen würde. Aber ihre Antwort wirkte ehrlich, und ich war sehr erleichtert.

»Weißt du, ich habe dich sehr lieb und möchte nicht, dass unsere Freundschaft unter der Situation leidet«, sagte ich. Dabei kamen mir ein paar Tränen.

»Ja, du hast recht, Vero. Lass uns wirklich darüber reden!« Wir umarmten uns kurz, bevor ich Angela wieder in Ruhe kochen ließ.

In zwei Tagen würde unser Gespräch stattfinden, und ich machte mir viele Gedanken darüber. Wie könnte ich am besten ausdrücken, dass mir Angelas Kritik im Moment zu viel war, ohne sie zu kränken? Konnte man so etwas überhaupt schön verpackt sagen? Ich versuchte mein Bestes, auch ihre Perspektive zu sehen, da ich wusste, dass ich wegen *Anders* leicht übersehen konnte, was andere gerade fühlten oder wollten. Für mich bedeutete das eine Extra-Anstrengung.

Ich war gerade mit unserer Vermieterin einkaufen, während ich mir diese Gedanken machte. Ingrid war wirklich eine nette Frau. Sie wirkte sogar ein wenig mütterlich. Wir beide tranken öfter mal einen Kaffee oder Tee zusammen, meistens bei ihr unten im Laden. Manchmal ging ich auch mit ihren Hunden Gassi. Es war wirklich toll, in einem Haus mit so netten Menschen um mich herum zu wohnen. Ich hatte wirklich Glück.

»Hey, Vero, möchtest du gleich noch einen Tee bei mir trinken?«, fragte Ingrid, als wir an der Kasse standen.

Ich nickte. »Ja, gern.«

Zu Hause angekommen, setzten wir uns bei ihr in die Küche.

»Bedrückt dich etwas?«, erkundigte sie sich.

»Oh, ähm, ja«, gab ich zu. »Das sieht man mir sicher an.«

»Ist es wieder wegen Angela?« Ich hatte Ingrid erzählt, dass es seit einiger Zeit schwierig zwischen uns war.

»Übermorgen führen Angela und ich zusammen mit Rita ein Gespräch«, erklärte ich.

Sie nickte. »Das ist super! Reden hilft.«

»Ich denke auch. Angela hat sofort zugestimmt. Das zeigt doch, dass ihr die Freundschaft auch noch etwas bedeutet, oder?« So kam es mir zumindest vor.

»Sicher! Daran habe ich keinen Zweifel. Immerhin hast du ja gesagt, dass ihr seit drei Jahren die dicksten Freundinnen seid.«

»Ja.« Ich betrachtete meine Spiegelung in der Tasse vor mir, die Ingrid nun mit frischem Pfefferminztee füllte. Ob ich das alles hinbekommen würde? Würde ich es schaffen, meine Freundin nicht zu verlieren? Meine Verlustangst kam langsam wieder zum Vorschein. Ich spürte das genau.

»Soll ich bei dem Gespräch dabei sein?«

Ich schaute überrascht in Ingrids Gesicht. »Ähm, da muss ich vorher Angela fragen«, sagte ich.

»Eine unparteiische Person dabeizuhaben, hilft manchmal«, ergänzte sie.

»Hm. Das stimmt.« War Rita vielleicht zu parteiisch, weil sie meine Therapeutin war? Konnte das sein? Ich dachte mir nicht viel dabei und fragte Angela noch am selben Abend, ob es okay für sie sei, wenn Ingrid bei dem Gespräch dabei wäre. Wieder willigte sie sofort ein.

Der Abend des Gesprächs kam schneller als gedacht. Zusammen mit Angela saß ich an unserem Küchentisch und wartete. Sie wirkte entspannt. Es klingelte. Vor der Tür stand Ingrid.

»Hallo, Ingrid«, begrüßte ich sie.

»Hallo«, sagte sie und umarmte mich. »Hallo, Angela, wie geht's dir, Liebes?«

Bei diesen Worten brach Angela sofort in Tränen aus. Mich erstaunte das sehr, denn so kannte ich Angela gar nicht. Sie sah plötzlich total am Boden zerstört aus.

»Hey, alles gut, wir sind ja da.« Ingrid reagierte schneller als ich und nahm Angela in den Arm. Sie setzte sich neben sie und reichte ihr ein Taschentuch.

»Hey, Angela, soll ich dir einen Tee machen?«, fragte ich. Ich wollte auch irgendetwas für meine Freundin tun. Aber Angela weinte immer noch so heftig, dass sie nicht antworten konnte. Verunsichert setzte ich Wasser auf und machte uns allen eine Tasse Tee.

Nach einigen Minuten klingelte auch Rita. »Hey, zusammen! Oh ...« Sie erblickte Angela, die immer noch weinend am Tisch saß. So lang hatte ich sie noch nie weinen sehen. War irgendetwas Schlimmes passiert? Sowohl Ingrid als auch ich hatten sie gefragt, aber sie antwortete nicht,.

Wir saßen nun zu viert am Tisch, und Angela weinte immer noch. Ingrid hielt sie leicht an sich gedrückt. Ich wurde langsam nervös.

»Okay, ich weiß, du weinst noch, aber vielleicht sollten wir trotzdem einfach anfangen zu reden«, schlug ich vor. »Vielleicht hilft dir das ja dabei, dich etwas zu beruhigen.« Hm. War das zu hart von mir gewesen? Doch Angela wurde tatsächlich etwas ruhiger. »Also«, setzte ich an, »in letzter Zeit läuft es ja nicht so gut zwischen uns. Das weißt du ja. Ähm.« Ich versuchte, Augenkontakt zu allen Beteiligten herzustellen. »Ich fühle mich in den letzten Wochen etwas unwohl in der Wohnung. Ich merke auch, dass du dich unwohl fühlst, und ich würde einfach gern wissen, was los ist. Mache ich etwas falsch? Beziehungsweise was könnte ich machen, damit es besser wird?« Während des Redens machte ich viele kleine Pausen, um Angela und den anderen die Möglichkeit zu geben, mir zu antworten. Bis jetzt war jedoch nichts zurückgekommen, also sprach ich weiter. »Ich weiß, dass du vermutlich in der Schule ein paar Probleme hast ... Es tut mir leid, dass ich einfach angefangen habe zu studieren, anstatt dich während des Abis zu unterstützen.« Bei diesen Worten brach ein neuer Tränenschwall aus Angela hervor. »Es tut mir echt leid, aber ich versuche wirklich, eine gute Freundin zu sein, und ...«

Plötzlich unterbrach mich Ingrid. »So, ich rede jetzt mal für Angela«, sagte sie. Hä? Ich schaute unsere Vermieterin entgeistert an. »Ich glaube, es ist das Beste, wenn Angela auszieht. Anscheinend klappt das mit dem Zusammenwohnen ja nicht.«

Es fühlte sich so an, als würde mir in diesem Moment jemand den Boden unter den Füßen wegreißen. »Was?«, stammelte ich. Ich merkte, wie meine Verlustangst mich überrannte. *Anders* schlug Alarm. »Wieso sagst du so was?«, explodierte ich. »Wie kannst du einfach so für Angela sprechen? Du kennst sie doch gar nicht! Wir haben noch nicht einmal über das Problem geredet, und du willst schon das Handtuch ins Feuer werfen für meine Freundin?« Ich muss zugeben, ich war wirklich aufgebracht. Und auch dementsprechend laut. Auch ich weinte jetzt. Aber wie konnte sich denn eine Außenstehende so schnell eine Meinung bilden und so eine drastische Lösung vorschlagen, ohne davor über andere Lösungswege nachzudenken? Ich kam mit der Situation von vorn bis hinten nicht klar. Bei so was werde ich richtig *Anders*.

»Komm, Angela, wir gehen nach unten«, sagte Ingrid. Sie nahm Angela am Arm, zusammen gingen die beiden in Ingrids Laden. Was war hier los?

»Rita? Was passiert hier gerade?«, schniefte ich.

Meine Therapeutin sprach mit sanfter Stimme zu mir. »Hey, ich kann verstehen, warum du so aufgekratzt bist. Ich glaube, Ingrid wusste nicht, dass du so reagierst, wenn man dir die Sicherheit nimmt. Ich geh gleich runter und rede mit den beiden. Es war auch nicht fair von Ingrid, gleich ein Ultimatum zu stellen. Ich glaube, sie wollte nur helfen und meinte es nicht böse.« Was Rita da sagte, machte Sinn. Für Menschen mit einem *Anders* ist es extrem wichtig, Sicherheit zu haben. Natürlich gibt es die niemals zu hundert Prozent, aber wenn von jetzt auf gleich eine unvorhergesehene Situation eintritt, können ich beziehungsweise andere Menschen mit Autismus nur sehr schlecht damit umgehen. Meistens werde ich dann panisch, und es ist schwer vorherzusagen, wie ich reagiere. Jeder Autist ist da *Anders*. Bei mir löste diese Situation damals eben komplettes Chaos aus.

Ich beruhigte mich ein wenig, und Rita ging nach unten. Wenige Minuten später kam sie wieder zurück und schaute mich traurig an. »Angela möchte ausziehen«, sagte sie. Sofort fing ich wieder an zu weinen und presste zur Beruhigung ein Kissen an mich. Das tat so weh! Ich hatte so hart für diesen Umzug gearbeitet. Wir wohnten erst eineinhalb Monate zusammen – und nun so was? Ohne überhaupt darüber geredet zu haben? Was sollte das?

Ich versuchte, an unsere Freundschaft zu denken. Nur weil Angela auszog, hieß das nicht, dass wir nicht mehr miteinander befreundet waren. Okay, das war nicht das Ende der

Freundschaft! Alles war okay! Ich beruhigte mich etwas und beschloss, nach unten zu Ingrid zu gehen. Ich wollte Angela sagen, wie wichtig mir unsere Freundschaft war.

»Hey, Angela, es tut mir leid, was passiert ist«, erklärte ich, als ich unten vor der geöffneten Tür stand. »Ich akzeptiere deine Entscheidung. Es ist okay. Es ist alles okay, solang unsere Freundschaft nicht weiter darunter leidet.« Sie sagte nicht viel, sondern weinte einfach weiter, so wie schon den ganzen Abend. Ich schaute rüber zu Ingrid. »Es tut mir leid, das war gerade einfach alles zu viel für mich. Darf ich mir einen neuen Mitbewohner suchen?«

Ingrid warf mir einen Blick zu, den ich nicht deuten konnte, sagte aber dann: »Ja, kein Problem.«

Ich ließ die beiden in Ruhe und ging zusammen mit Rita wieder nach oben. Auch ich musste das Ganze jetzt erst mal verarbeiten.

»Du hast das trotzdem gut gemacht, Vero«, sagte meine Therapeutin zu mir. »So was passiert manchmal eben im Leben. Ich finde, du bist gut mit der Situation umgegangen und hast dich schnell wieder beruhigt.« Ihre Worte machten mir Mut. Das würde schon wieder werden. Ich musste mir jetzt einfach nur eine neue Mitbewohnerin oder einen neuen Mitbewohner suchen und dann die Freundschaft mit Angela wieder kitten, dann wäre alles wieder gut!

In den nächsten Tagen tauchte Angela nicht zu Hause auf. Sie war vermutlich bei Kevin. Auch auf WhatsApp antwortete sie mir nicht. Vermutlich brauchte sie noch etwas mehr Zeit. Ich hatte immer noch Hoffnung. Immerhin war sie meine beste Freundin!

Schock

Nach fünf Tagen hatte ich immer noch nichts von Angela gehört. Ich schrieb ihr weiterhin auf WhatsApp, bekam aber nie eine Antwort. Am vierten Tag machte ich mir sogar die Mühe, ihr einen fünfseitigen Brief zu schreiben, in dem ich ihr erklärte, wie leid mir das alles tue und dass ich sie unterstützen würde, egal was passierte.

Am nächsten Tag fand ich einen Zettel vor der Wohnungstür. Darauf stand: »Von zehn Uhr abends bis sechs Uhr morgens Nachtruhe.« Hä? Was war das denn? Zuerst dachte ich, es würde sich bei dem Brief um eine Antwort von Angela handeln, aber das machte nicht viel Sinn. Ich ging also runter zu Ingrid und fragte sie nach dem Zettel. »Hey, Ingrid«, sagte ich. »Es lag so ein komischer Zettel vor meiner Tür. Weißt du, was es damit auf sich hat?«

Sie schaute mich emotionslos an. Irgendwie wirkte sie ganz anders als sonst. »Damit Sie wissen, wie Sie beide sich zu benehmen haben«, sagte sie kurz angebunden. Was? Der Brief war von ihr?

»Was soll das heißen?«, fragte ich verwirrt. »War ich nachts zu laut? Aber ich habe doch geschlafen! Und Angela ist ja gar nicht da ...« Ich merkte beim Reden, wie aufgeladen die Stimmung zwischen uns war. Irgendwie hatte ich das Gefühl, dass Ingrid mir etwas verheimlichte. »Ich verstehe das nicht. Was ist los, Ingrid?«

Sie schaute mich ertappt an, aber wirkte auf mich nach wie vor kalt. »Also um ehrlich zu sein ... Es hat sich etwas geändert. Angela bleibt hier wohnen, und Sie ziehen aus.«

»Was? Wieso?« Was passierte hier gerade? War ich schon wieder im falschen Film? Ich konnte meine Verwirrung nicht mal in Worte fassen, da knallte Ingrid mir schon die Tür vor der Nase zu.

Panisch lief ich nach oben in mein Zimmer und rief Rita an. »Rita, bitte komm schnell, es ist was Schlimmes passiert! Ich kann nicht mehr!« Ich stotterte, und Tränen liefen über meine Wangen. Hoffentlich würde Rita mich verstehen, aber bis jetzt war auf sie immer Verlass gewesen. Und tatsächlich – zwanzig Minuten später stand sie vor mir.

Ich erzählte, was gerade passiert war. Schon wieder hatte man mir den Boden unter den Füßen weggezogen. Ich konnte nicht fassen, was sich hier abspielte! Ausziehen? Ich? Was hatte ich denn getan?

Rita tröstete mich, so gut es eben ging, und ging dann nach unten zu Ingrid. Vom Treppenhaus aus hörte ich, wie sie an die Tür meiner Vermieterin klopfte. »Hallo, hier ist Rita, Veros Therapeutin«, sagte sie. »Kann ich kurz mit Ihnen reden?«

Ingrid öffnete die Tür. »Hallo«, sagte sie kurz angebunden.

»Vero hat mir erzählt, was passiert ist. Können Sie mir vielleicht erklären, was los ist, damit ich mir ein Bild von der Situation machen kann?«

Als Rita wiederkam, erzählte sie mir, dass Ingrid sich über Autist*innen erkundigt habe. Sie hätte gelesen, dass Autist*innen suizidgefährdet seien und habe nun Angst , dass ich mir etwas antun und im schlimmsten Fall auch sie in Gefahr bringen könnte. Außerdem wisse sie, dass Angela auch Todesangst habe. Was? Ich konnte es kaum fassen.

Rita fuhr fort und erzählte mir, was sie Ingrid entgegnet hatte: »Ich kann Ihnen garantieren, dass Autisten und vor allem

Vero keine gewalttätigen Menschen sind. Vero ist auch nicht so psychisch labil, dass sie sich selbst oder irgendjemand anderen umbringen würde. Was Sie da gelesen haben, waren vermutlich Einzelfälle oder andere Krankheitsbilder. Asperger-Autisten sind durchaus imstande dazu, allein zu leben. Und bei Vero mache ich mir da überhaupt keine Sorgen – ich kenne sie mittlerweile seit vielen Jahren.«

Aber Ingrid schien so große Angst zu haben, dass sie nicht mit sich reden ließ.

Die ganze Situation wühlte mich extrem auf. Es machte mich nun noch nervöser, dass Angela mir nicht antwortete. Todesangst? Was hatte sie Ingrid erzählt? Wieso hatte sie Todesangst? Angela kannte mich doch und wusste über *Anders* Bescheid. Bislang hatte sie noch nie Angst vor mir gehabt. War ich denn wirklich so schlimm? Das alles fühlte sich so surreal an. Als ob ich es träumte.

»Am besten suchst du dir wirklich eine neue Wohnung, Vero«, sagte Rita sanft, nachdem sie wieder nach oben gekommen war. »Ich glaube, diese Frau tut dir nicht gut. Das ist mir bisher auch noch nicht begegnet, dass jemand so über Autisten denkt.«

Immerhin Rita war auf meiner Seite und gab mir Sicherheit. Ich hatte mich also nicht komplett verrannt. Aber warum passierte das dann alles? Wie oft sollte ich noch neu anfangen?

In den nächsten Tagen wurde alles noch schlimmer. Jemand klebte meinen Briefkasten immer wieder mit Panzertape zu, vor meiner Tür fand ich jeden Tag einen neuen Zettel: »Licht aus!« – »Sei leise!« – »Zieh aus!« Meine frische Wäsche habe ich auch einmal im Vorgarten gefunden. Irgendwann war dann auch der Waschraum im Keller zu, und ich konnte nicht mal mehr meine Wäsche waschen. Es war furchtbar.

Angela antwortete immer noch nicht, und auch Kevin, den ich ebenfalls versucht hatte zu kontaktieren, meldete sich nicht bei mir.

Nach einer Weile hörte ich auf, *Anders* die Schuld daran zu geben, was passiert war. Das hier hatte nichts mit ihm zu tun, das spürte ich.

Da ich Studentin war, hatte ich kostenlosen Anspruch auf einen Anwalt. Auch der riet mir dazu, mir schnellstmöglich eine neue Bleibe zu suchen. Ich musste einfach raus aus dieser Wohnung.

Unfall

Bestimmt kennt jeder diese Träume, in denen man seine Zähne verliert. Entweder bei einem Unfall, oder sie fallen einfach aus. Ich hatte diese Träume früher oft. Bis zu jener Nacht. Danach kamen sie nie wieder.

Es war kurz nach Silvester, und ich verbrachte die Nacht bei meinem damaligen Freund. Ja, ich war zu dieser Zeit in einer Beziehung, aber das ist eigentlich nicht wichtig für die Geschichte. Sagen wir's mal so: Es lief nicht alles rund, und ich erinnere mich nicht so gern an die Beziehung. Jedenfalls war ich in jener Nacht bei ihm zu Hause. Er hatte eine Einzimmerwohnung im obersten Stockwerk eines alten Mehrfamilienhauses. Die Toilette, die er sich mit seinen Nachbarn teilte, befand sich draußen auf dem Gang gleich neben einem langen Geländer, hinter dem es steil nach unten ins Treppenhaus ging.

In dieser Nacht war mir aus irgendeinem Grund schlecht. Keine Ahnung, wieso. Alkohol trinke ich nicht, aber nach dieser Story könnte man denken, ich sei betrunken gewesen. War ich aber nicht. Ich ging also im Bademantel auf die Toilette und musste mich tatsächlich ausgiebig übergeben. Als das Gröbste vorbei war, wollte ich zurück zu meinem Freund, um ihm Bescheid zu sagen, dass es mir nicht so gut ging. Ich wollte gerade im Treppenhaus nach rechts in sein Zimmer abbiegen, als das Licht auf dem Gang ausging. Das machte es immer nach einer Weile – Zeitschaltuhr eben. Ganz normal. In meinem entkräfteten Zustand verlor ich dann im Dunkeln allerdings ein wenig die Orientierung und ging nicht nach rechts, sondern in Richtung des Geländers, das leider viel zu niedrig war. Als Nächstes wurde alles schwarz.

Das Erste, was ich fühlte, als ich aufwachte, waren die Treppenstufen in meinem Rücken. Moment – Treppenstufen? Wo war ich? Es war dunkel. Ich dachte, ich träume. Aber aua! Meine Nase tat weh! Und was war mit meinem Mund los? Wo waren meine Zähne? Dieser fiese Schmerz!

Plötzlich ging das Licht an, und ein fremder Mann starrte auf mich herunter. »Ach, du Scheiße«, sagte er. »Wer bist du denn? Was ist passiert?« Ich konnte nichts erwidern, sondern schaute mich einfach nur um. Das hier war die untere Etage des Treppenhauses. Und überall war Blut. Scheiße! War das da hinten mein Zahn? Was war passiert? Ich konnte immer noch nicht reden, sondern zeigte nur mit dem Finger nach oben. Bestimmt hatte ich eine Gehirnerschütterung. Und meine Nase tat so weh! Noch dazu fühlte sie sich irgendwie locker an ...

Ich hörte Schritte über mir und die panische Stimme meines Freundes: »Was ist passiert? O mein Gott, Vero, bitte nicht sterben!« Sterben? Ich? Nein! Ich lebte! Es tat so weh, ich musste am Leben sein. Als ich versuchte aufzustehen, merkte ich, dass auch meine Knie nicht mitmachten. Das sind wohl meine ersten Knochenbrüche, dachte ich. Dazu war mein Gehirn anscheinend noch in der Lage.

Nachdem man mich mit dem Krankenwagen ins Krankenhaus gebracht hatte, wurde ich auf einer Liege abgelegt und in den Wartebereich des Hals-Nasen-Ohren-Arztes gebracht. Es war jetzt ungefähr drei Uhr morgens. Generell passierten mir medizinische Notfälle meist nachts oder am Wochenende. Vero, du Glückspilz! Mein Gesicht war immer noch mit Blut verschmiert, und ich spürte, wie es langsam auf meiner Haut trocknete.

»Was machst du nur immer?«, rief plötzlich eine besorgte Stimme. Meine Mutter! Sie klang ganz schön geschockt. Das Ausmaß der Situation begriff ich erst, nachdem sie mir ein Foto von meinem Gesicht vor die Nase hielt. Oh, Scheiße! Meine vorderen Zähne waren oben komplett abgebrochen, und meine Nase schaute in eine Richtung, in die sie definitiv nicht schauen sollte. Dazu war auch noch mein Kinn aufgeplatzt. Das Erste, was ich dachte, als ich mich so sah, war jedoch nicht, wie schlimm ich gerade aussah, sondern dass übermorgen Uniprüfungen waren. Mist! Wie sollte ich denn bitte schön das Buch fürs Zeichnen noch rechtzeitig binden?

»Mama, wir müssen meiner Uni Bescheid geben!«, krächzte ich.

»Ist das alles, woran du jetzt denkst?«, antwortete sie. »Deine Gesundheit ist viel wichtiger als die Uni!«

»Aber sonst falle ich in den ersten Prüfungen durch! Wir müssen alle schnellstmöglich kontaktieren!« Ich merkte langsam, wie *Anders* zum Vorschein kam. Es wollte unbedingt, dass alles geregelt wurde. Vielleicht wollte es mich auch nur von meinen Schmerzen ablenken. Es war jedenfalls klar, dass ich operiert werden musste. Das hier war keine Kleinigkeit. In dieser Nacht wurde jedoch erst mal nur die Notversorgung gemacht – und das übrigens erst, nachdem ich stundenlang auf meiner Liege mitten im Gang gewartet hatte. Immer wieder kamen andere Patient*innen vorbei und glotzten mich an. Eine furchtbare Nacht. Allgemein habe ich das Gefühl, wenn mir etwas Schlimmes passiert, dann so richtig. Dasselbe gilt für positive Dinge. Nicht nur mein *Anders* ist extrem, sondern mein ganzes Leben.

Als einige Tage später endlich meine gebrochene Nase operiert wurde, war ich mir davor sicher, dass ich sterben würde. Ich hatte noch nie eine Narkose gehabt und deswegen Panik pur. Am Ende war es jedoch gar nicht so schlimm. Ich schlief einfach ein und wachte dann wieder auf. Da hatte ich wirklich schon Schlimmeres erlebt.

Als ich noch im Krankenbett lag und mich von der Narkose erholte, vibrierte auf einmal mein Handy. Eine Nachricht von Angela! Endlich! Aufgeregt öffnete ich die Message. Da stand: »Mach bitte deine Zimmertür auf, damit ich die Heizung regeln kann.« Was? Nach über einem Monat Funkstille kam so was? Nicht einmal ein »Hi, wie geht's?« oder ein paar nette Worte?

Ich antwortete dennoch freundlich: »Hi, erst mal! Wie geht es dir? Ist alles okay? Wollen wir uns vielleicht bald mal treffen? Ich schicke meinen Freund, der schaut nach der Heizung. Ich liege im Krankenhaus ...« Auch ein paar Emojis benutzte ich, um zu zeigen, dass ich wirklich nicht böse war. Doch es kam nichts zurück.

Erst Stunden später schrieb sie mir erneut. Mein Freund hatte mittlerweile die Heizung überprüft, und alles war in Ordnung. Trotzdem schrieb sie mir erneut und setzte mir ein Ultimatum: Wenn ich bis zum 9. Februar meine Zimmertür nicht aufschließen würde, würde sie sie aufbrechen. Wie bitte? Mir fielen beim Lesen fast die Augen aus dem Kopf. War diese Nachricht wirklich von Angela? Ich antwortete ihr, dass mein Freund alles geprüft hatte und es keinen Grund gab, meine Zimmertür aufzubrechen. Schon wieder bekam ich keine Antwort. Was ging hier nur vor sich? Angela hatte nicht mal gefragt, ob es mir gut ging. Wo war meine Freundin abgeblieben?

Mit einem dicken Verband um die Nase wurde ich entlassen. Der musste noch mindestens einen Monat an Ort und Stelle bleiben. Also würde ich erst danach wissen, ob meine Nase nun für immer verunstaltet wäre oder nicht. Außerdem musste ich auch noch zwei Monate warten, bis meine Zähne endlich gemacht werden konnten. Davor musste die Nase nämlich erst vollständig genesen sein.

Mit den abgebrochenen Zähnen zu essen, war wirklich schmerzhaft. Dazu musste ich auch beim Schlafen die ganze Zeit den Mund auflassen, da der Verband um meine Nase verhinderte, dass ich normal atmen konnte. Richtig ätzend. Laufen konnte ich auch nicht ohne Krücken, aber das hinderte mich nicht daran, ein paar Tage später in meine Wohnung zu fahren, um zu schauen, ob Angela wirklich in meinem Zimmer gewesen war. Als ich zusammen mit meinem Freund ankam, war tatsächlich meine Zimmertür kaputt. Ich humpelte in mein Zimmer und wurde von Scherben auf dem Boden begrüßt. Meine Vasen in allen ihren Einzelteilen. Als ich in Richtung Bett ging, fielen mir einige große nasse Flecken auf, die stark nach Urin rochen. Ein paar schlammverschmierte Pfotenabdrücke waren ebenfalls nicht zu übersehen.

Plötzlich hörte ich aus der Küche Stimmen. Langsam humpelte ich durch den Flur und sah Angela, Kevin und seine Mutter am Küchentisch sitzen. »Was soll das? Seid ihr bei mir eingebrochen? Ernsthaft?«, schrie ich. Keiner sagte etwas. Auch als mein Freund die Frage noch mal in ruhigerem Tonfall wiederholte, äußerte sich niemand. Die drei schwiegen einfach und standen dann auf, um in Angelas Zimmer zu gehen. Ich kauerte mich auf einen der Küchenstühle und brach zusammen. Das Weinen erstickte mich fast, da der Verband meine Nase bedeckte. Ich konnte es einfach nicht glauben! Sogar Ingrid war scheinbar in meinem Zimmer gewesen.

Wenige Minuten später traf die Polizei ein, die mein Freund gerufen hatte. Ich erklärte dem Polizisten die Situation und zeigte ihm auch die Nachricht von Angela, in der sie mir mit dem Aufbrechen meiner Zimmertür gedroht hatte. Dazwischen brach ich immer wieder in Tränen aus. Mittlerweile war mein Verband um die Nase blutdurchtränkt. Die Aufregung war einfach zu viel für mich.

Vom Treppenhaus aus hörten wir das Gespräch mit, das die Polizei mit Ingrid führte. Ihre Erklärung: Der Brandmelder in meinem Zimmer sei losgegangen und habe die Hunde in Rage versetzt: »Angela wusste nicht, was zu tun war, also mussten wir den Schlüsseldienst rufen. Der kam dann auch. Als die Tür endlich offen war, konnte ich meine Hunde leider nicht mehr aufhalten. Sie waren so aufgeregt ...«, berichtete Ingrid dem Polizisten.

Wenige Minuten später kam der Polizist wieder zu uns nach oben. Er hatte einen skeptischen Gesichtsausdruck. »Es tut mir sehr leid, aber es steht leider Aussage gegen Aussage. Am besten, Sie ziehen schnell hier aus!« Er schüttelte nachdenklich den Kopf. Ohne Beweise könne er nichts tun, die Nachrichten könne jeder geschrieben haben.

Es tut mir wirklich sehr leid.«, wiederholte er.

»Das hilft mir einen Scheiß«, brach es aus mir heraus.

»Entschuldigen Sie«, sagte mein Freund, »meine Freundin hat Asperger-Autismus, und sie hatte kürzlich einen schweren Unfall.«

»Keine Sorge, ich nehme das nicht persönlich«, winkte der Polizist ab. »Kümmern Sie sich einfach gut um sie.« Damit verabschiedete er sich und machte die Tür hinter sich zu. Als er weg war, konnte ich nur noch schreien, so traurig und wütend war ich in diesem Moment. Der Verband um meine Nase tropfte schon richtig, aber mir war egal, was gerade mit meinem Körper passierte. Der emotionale Schmerz war viel schlimmer. Und *Anders* ließ mich alles ganz deutlich spüren. Dieser riesige Verlust! Ich hatte meine Freundin, mein Zuhause, mein Bett verloren. All das war weg. All das würde nie wiederkommen. Und jeder dachte, dass es meine eigene Schuld sei. Dass ich ein Monster sei! Alle ließen mich allein! Jedes Mal! Wieso musste ich so viel leiden? Warum musste ich *Anders* sein?

Ich weiß heute, dass die ganze Situation nichts mit *Anders* zu tun hatte. Solche Dinge könnten Menschen passieren, die keine Asperger-Autist*innen sind. Ich hege auch keinen Groll gegen diese Menschen. Sie tun mir eher leid. Ich habe meine Lehren aus dieser schweren Zeit gezogen und bin stärker aus diesen Ereignissen hervorgegangen.

Träume

Nach all dem Mist, der sich in den letzten Monaten ereignet hatte, ging es langsam wieder bergauf. Ich fand eine neue Wohnung. Diesmal für mich allein. Die Miete war recht hoch, doch Hauptsache, ich konnte mich erholen und neu anfangen. In meinen eigenen vier Wänden, wo ich tun und lassen konnte, was ich wollte. Mein Freund war inzwischen mein Ex-Freund. Ich hatte das Alte hinter mir gelassen und war reif für meinen Start in die Zukunft. Und zwar allein. Nur ich und *Anders*.

Ich hatte nicht nur Angela verloren. Es war vieles, das ich zurückließ. Ich wandte mich von großen Teilen meiner Vergangenheit ab. Ließ alte Freundschaften auf der Strecke, ohne ein Wort zu sagen. Das Wort »Freundschaft« hatte im Moment einfach keinen Platz in meinem Leben. Ich hatte über die Jahre hinweg am eigenen Leib erfahren, was Freundschaft bedeuten konnte – im guten wie im schlechten Sinne. Und gerade konnte ich das nicht mehr. Ich hoffte, dass mir das Alleinsein guttun würde. Früher war es ja auch kein Problem für mich gewesen.

Ich saß also in meiner neuen Wohnung auf dem Sofa und fühlte mich schon richtig zu Hause. Diesmal hatte ich ein gutes Gefühl. Nun ja, das hatte ich ja auch beim letzten Mal gehabt. Vielleicht war ich einfach eine zu große Optimistin. Aber diesmal fühlte sich wirklich alles traumhaft an. Es war eine große Wohnung mitten im Zentrum von Aachen. Nur zwei Minuten zu Fuß von meiner Fachhochschule entfernt. Alles war von hier schnell erreichbar, selbst die Natur. Ich hatte ein Schlafzimmer, ein Badezimmer mit Badewanne und sogar ein Wohnzimmer!

In dieser Nacht fing ich an, meine selbst gemalten Bilder an die Wände zu hängen. Ich hatte schon einiges geschafft, aber trotz der späten Uhrzeit konnte ich nicht damit aufhören, weiterzudekorieren und alles schön zu machen. *Anders* wollte, dass all das sofort erledigt wurde, und so arbeitete ich bis fünf Uhr morgens daran, jeden Raum schön wohnlich zu machen. Es fühlte sich gut an! Als ich am nächsten Tag aufwachte, war alles erledigt. Perfekt! *Anders* war zufrieden. Und ich auch.

Etwas müde, aber vor Freude strahlend ging ich in die Uni. Bisher hatte ich ein paar Leute kennengelernt, aber noch keine Freundschaften geschlossen. Ich hatte ja Angela gehabt. Es gab allerdings ein Mädchen, mit dem ich etwas mehr geredet hatte als mit den anderen. Sie hatte mich nach meinem Unfall sogar besucht. Tatsächlich sogar als Allererste! Mandy war richtig nett, und ich hatte mich auf Anhieb mit ihr verstanden. Sie hatte rote Haare wie ich und liebte ebenfalls Animes. In der Zeit nach meinem Auszug hatte ich jedoch Abstand von ihr genommen. Die Sache mit Angela war einfach noch zu frisch. Freundschaft war so ein mächtiges Wort. Einige Menschen nahmen es schon nach kurzer Zeit in den Mund. Ich war da allerdings vorsichtiger geworden. Das Wort »Freundschaft« musste sich ab sofort jeder Mensch erst mal bei mir verdienen. Ich schenke es niemandem mehr unbedacht.

»Hey, wie geht's dir, Vero?«, begrüßte mich Mandy jetzt, als ich die Uni betrat.

»Gut so weit«, sagte ich. Ich musterte sie. Sie sah glücklich aus, so wie meistens, wenn ich ihr begegnete. »Dir auch?«

»Na klar, mir geht's super!«, sagte sie sofort. »Wir haben jetzt einen Kurs zusammen, oder?«

»Ja, genau! Rotationskurs!« Wie selbstverständlich gingen wir gemeinsam zu dem Raum, in dem der Kurs stattfand. Unterwegs achtete ich penibelst darauf, nicht zu viel von meiner inneren Gefühlswelt preiszugeben. Natürlich fühlte sich das nicht an. Aber ich war einfach noch nicht bereit, wieder Vertrauen zu einem anderen Menschen zu fassen.

In den darauffolgenden Tagen hatte ich immer wieder denselben Albtraum. Dieser Traum begleitete mich schon mehrere Jahre lang, aber in den letzten Wochen häufte er sich. Ich war darin bei meiner Oma zu Besuch und lief orientierungslos draußen vor ihrem Haus umher. Irgendetwas verfolgte mich, aber ich wusste nicht, was. Manchmal kamen mir vertraute Personen entgegen. Sie halfen mir entweder dabei zu fliehen oder versuchten, mich umzubringen. Mal war es meine Mutter, mal mein Ex-Freund, mal meine Therapeutin. Alte Freund*innen und auch neue. Ich begegnete nur Personen, die ich mochte. Schließlich rannte ich bei meiner Oma ins Treppenhaus und hoch bis in die oberste Etage. Dort, wo meine Familie früher gewohnt hatte, als mein Vater noch bei uns war. Doch da oben war keine Wohnung. Es war ein Dachboden, der sich irgendwie gleichzeitig in einen Keller verwandelte. Zumindest roch es nach Keller. Und es war genauso kühl und dunkel wie in einem Keller. In dem Raum gab es auch ein paar Fenster, durch die Licht zu sehen war. Doch irgendwie kam das Licht nicht durch die Dunkelheit hindurch. Es war surreal. Um mich herum standen überall gepackte Umzugskartons. Sie erinnerten mich an die vielen Umzüge, die ich bereits hinter mir hatte. Jedes Mal, wenn ich diesen Traum hatte, versteckte ich mich hinter den Kartons und versuchte, durch die Lücken hindurch meinen Verfolger zu erspähen. Doch er blieb unsichtbar. Keine Sekunde später wurde ich von hinten überrascht. Jemand stach mir ein Messer in den Rücken, tief in meinen Oberkörper hinein bis ins Herz. Von diesem stechenden Schmerz wachte ich schließlich auf.

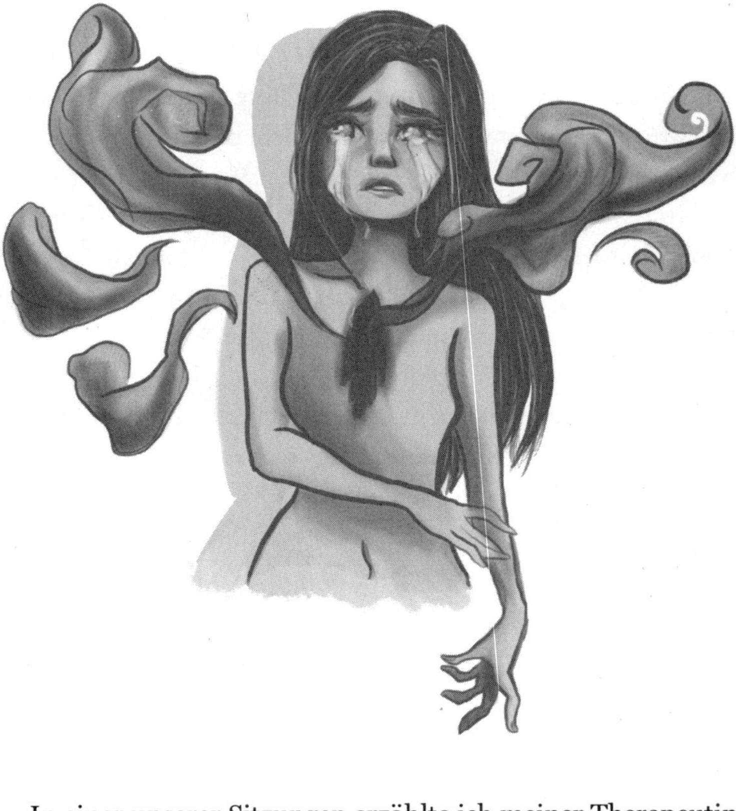

In einer unserer Sitzungen erzählte ich meiner Therapeutin von dem Traum. Sie schaute mich nachdenklich an. »Hm. Hast du mal versucht, dich umzudrehen, um zu schauen, wer dich da töten möchte?«, fragte sie.

»Ja, das habe ich schon versucht«, sagte ich. »Aber ich konnte nur eine Schattengestalt erkennen. Die Silhouette eines Menschen, aber kein Gesicht.«

»Also vielleicht ein Gefühl, das du vermenschlicht hast?«, schlug sie vor.

»Vielleicht.« Ich dachte nach. »Ich weiß einfach nicht, wieso dieser Traum immer wieder kommt. Schon seit Jahren! Meistens, nachdem ich irgendjemanden verloren habe.«

Rita schaute mich verständnisvoll an. »Versuch, vor dem Einschlafen an etwas Schönes zu denken«, sagte sie. »Ich vermute, dass dieser Traum durch die schlimmen Erfahrungen ausgelöst wurde, die du machen musstest. Du hast in letzter Zeit einige Menschen verloren. So was müssen dein Geist und dein Körper erst mal verarbeiten.«

Ich nickte. »Ich glaube, du hast recht.«

Als ich an diesem Tag nach Hause kam, wollte mich die Frage einfach nicht loslassen. Wer wollte mich in meinem Traum töten? Ich recherchierte ein wenig zum Thema Traumdeutung und versuchte, mich darauf zu konzentrieren, mich meiner Angst zu stellen. Die letzten Male war mir das leider nicht gelungen. Der Schmerz fühlte sich einfach so echt an. Viele Stunden vergingen, und als ich müde ins Bett fiel, dachte ich an nichts anders als daran, dass ich heute Nacht unbedingt herausfinden wollte, wer die Schattengestalt mit dem Messer war.

Tatsächlich begann der Traum aufs Neue, und ich träumte ihn bewusster als je zuvor. Alles spielte sich ab wie immer, und schließlich versteckte ich mich wieder in dem komischen Keller. Ich wusste, gleich würde mein Feind von hinten kommen, und drehte mich ruckartig um. Da war die Schattengestalt! Ich versuchte, ihr in die Augen zu schauen, und war schockiert. Dann wachte ich auf.

Ich atmete schnell und musste mich erst mal beruhigen. Nach ein paar Atemzügen wurde mir klar, was ich gerade gesehen hatte. Das war ich gewesen! Ich hatte mir selbst in die Augen geschaut. Die Schattengestalt und ich – wir waren eine Person. Aber was sollte das bedeuten? Wieso sollte ich mich selbst töten wollen? Oder war es nur ein Teil von mir, der mich tot sehen wollte? Aber welcher Teil? *Anders*? Nein! Nicht *Anders*. Plötzlich wurde es mir klar. Ich wusste mit einem Mal ganz genau, wer es war, der mir wehtun wollte. Es war meine Verlustangst! Der Teil von mir, der mir mein ganzes Leben hindurch die größten Schmerzen bereitet hatte. Das Messer in meinem Herzen – es war der Schmerz des Verlustes.

Nach dieser Erkenntnis konnte ich jedes Mal, wenn ich den Traum hatte, die Handlung beeinflussen und verhindern, dass mir das Messer in die Brust gerammt wurde. Es war der erste Schritt, mich meiner Angst zu stellen und ihr etwas entgegenzusetzen. Ja, ich hatte viele Menschen verloren, und es hatte sehr wehgetan. Aber trotzdem wollte ich meinen Optimismus nicht verlieren! Egal wie viel Schmerzhaftes in meinem Leben noch passieren würde.

Nachdem ich monatelang versucht hatte, in den Gesprächen mit Mandy nicht zu viel von mir preiszugeben, ließ ich die Freundschaft endlich zu und zeigte mein ehrliches Interesse an ihr als Person. Ich hatte mir doch geschworen, immer ich selbst zu sein! Also musste ich auch etwas riskieren. Zwar wollte ich den Ausdruck »beste Freundin« in Zukunft nicht mehr verwenden, weil ich es falsch fand, Freund*innen zu hierarchisieren, aber eines stand fest: Mandy war nun meine Freundin.

Ich glaube, dass jeder Mensch Freund*innen braucht. Denn durch zwischenmenschlichen Kontakt und Auseinandersetzungen wächst man. Außenstehende haben noch mal eine ganz andere Perspektive auf die Dinge und auch auf uns selbst. Zum Beispiel sehe ich auch mein *Anders* ganz anders als andere Menschen. Wir alle wirken und sind *Anders*. Und Freundschaften helfen auch den Menschen, mit denen man befreundet ist. Wir können für andere da sein und von ihnen lernen.

Klar ist es nicht immer leicht, Freund*innen zu finden. Aber wenn man es nicht probiert, klappt es nie. Man muss versuchen, sich mit Menschen auseinanderzusetzen und sie kennenzulernen. Und es gibt so viele Menschen da draußen! Ich glaube, dass jeder Mensch irgendwann fündig wird. Und zum Glück gibt es das Internet, das vor allem zurückgezogenen Menschen bei dieser Suche helfen kann.

Wie dieses Buch sehr gut zeigt, war ich in meinem Leben oft gezwungen, mich mit Menschen auseinanderzusetzen und sie so besser kennenzulernen. Klar war das nicht immer leicht, aber es hat mir dabei geholfen, mich auch als Asperger-Autistin in meiner Umwelt zurechtzufinden. Ich denke, dass ich durch diesen Zwang vielleicht auch einigen anderen Autist*innen in diesem Punkt einen Schritt voraus bin. Meine Geschichte zeigt gut, dass es nicht unmöglich ist, mit einem *Anders* zu leben. Manchmal muss man eben einfach versuchen, nicht nach dem »Warum« zu fragen, sondern stattdessen zu schauen, was eine schwierige Situation aus einem gemacht hat. Was habe ich gelernt? Wie bin ich gewachsen?

Zum Glück musste ich schon früh viele Situationen in meinem Leben und auch mich selbst reflektieren. Selbstreflexion war für mich der Schlüssel, um voranzuschreiten. Um *Anders* kennenzulernen und meine Umwelt zu verstehen. Um das Leben zu entdecken.

Diskriminierung

»Ich glaube, Sie haben eine Gebärmutterhalskrebsvorstufe«, sagte meine Gynäkologin in sachlichem Tonfall am Telefon. Ich war gerade dabei, am Computer ein 3-D-Modelling-Seminar zu leiten. Wir hatten jetzt schon das Jahr 2021, und weil Corona bereits seit letztem Frühjahr wütete, fanden alle Kurse online statt.

»Was?!«, entfuhr es mir. »Sie meinten letztens doch, dass es Jahre dauern würde, bis es zu einer Krebsvorstufe kommt! Wieso ist das jetzt auf einmal nach nur zwei Monaten passiert?«

Natürlich konnte sie darauf keine endgültige Antwort geben, und sie dafür anzuklagen, half ja auch nicht, das wusste ich. Trotzdem haute mich diese Diagnose erst mal aus den Socken.

»Keine Sorge!«, beschwichtigte sie mich. »Wie ich Ihnen letztens schon erklärt habe, wird in diesem Fall nur ein kleiner Eingriff gemacht. Und dann kann es im besten Fall sogar sein, dass das HP-Virus komplett verschwindet.«

»Puh, okay«, sagte ich. »Entschuldigen Sie, Sie können da ja auch nichts dafür.«

»Ich habe Ihnen eine E-Mail mit dem Link zu einer Privatklinik gesendet, die diesen Eingriff durchführt. Diese Klinik ist meiner Erfahrung nach sehr gut. Am besten, Sie machen schnellstmöglich einen Termin. In der Corona-Zeit zieht sich das ja alles ein wenig. Aber Sie sollten es auf keinen Fall aufschieben.«

Ich versuchte, meine Atmung unter Kontrolle zu bringen. »Okay, mache ich. Danke noch mal. Ich melde mich bei Ihnen, sobald ich einen Termin habe. Einen schönen Tag noch.«

»Gleichfalls! Und alles Gute.« Sie legte auf.

Uff, auch das noch! Ich war immer noch ganz geschockt. Das hieß wohl, ich würde wieder mal operiert werden müssen ... Leider hatte ich damals nämlich nie die Impfung gegen Gebärmutterhalskrebs bekommen. Na ja, damals war man sich noch nicht ganz sicher, ob die Impfung empfehlenswert war oder nicht. Mittlerweile weiß man, dass sie definitiv etwas Gutes ist, und ich rate jeder Frau, sich gegen HPV impfen zu lassen. Mir liegt das Thema sehr am Herzen, da ich selbst davon betroffen bin. Leider kann man das HP-Virus nicht einfach aus dem Körper entfernen. Es gibt kein Heilmittel dagegen. Entweder es verschwindet von selbst, oder es führt im schlimmsten Fall zu bösartigen Tumoren in der Gebärmutter. Da ich vorhabe, irgendwann einmal ein Kind zu bekommen, belastet mich das natürlich. Vor allem für sensible Menschen wie mich, die sich darüber hinaus noch mit einem *Anders* herumschlagen, sind solche gesundheitliche Situationen nicht so leicht wegzustecken. Insbesondere die Kooperation mit den Ärzten. Es fällt mir schwer, Vertrauen aufzubauen, vor allem wenn jemand an meinem Körper herumdoktert. Dabei konnte ja so viel schiefgehen. Das ist, denke ich, für jeden Menschen eine große Herausforderung und Überwindung.

Zum Glück stand mir in dieser Situation mein Freund Janis unterstützend zur Seite. Wir waren seit zweieinhalb Jahren in einer festen Beziehung miteinander und waren sogar vor zwei Jahren zusammengezogen. Janis ging mit der ganzen Sache souverän um, dafür bin ich ihm unglaublich dankbar. Es gibt Partner, die sich trennen würden, wenn die Möglichkeit bestünde, keine Kinder zusammen bekommen zu können. So einer ist Janis nicht. Er sagte stattdessen zu mir, wir könnten ja einfach eines adoptieren, wenn es auf normalem Weg nicht ginge. Oder wir würden eine Shiba-Inu-Hundefarm eröffnen. Tolle Ideen!

Als ich das Vorgespräch in der Klinik hatte, war mir ganz schön mulmig zumute. Vor allem da unten rum war ich besonders sensibel. Ich fand es ja schon immer unangenehm, nur zu meiner Gynäkologin zu gehen. Und jetzt musste ich da unten auch noch operiert werden! Der Arzt klärte mich über mögliche Risiken auf, das übliche Blabla eben. Ich merkte an, dass ich besonders empfindlich und darüber hinaus Asperger-Autistin sei, und er notierte es in meiner Akte. Außerdem bat ich darum, eine Begleitperson mitnehmen zu dürfen, die mir bis kurz vor der OP zur Seite stehen würde. Wegen der Corona-Situation wurde meine Bitte jedoch sofort abgelehnt. Ich betonte erneut, wie wichtig mir das sei, doch es half alles nichts. Ich würde da allein durchmüssen. Mist! Nun ja, ich musste das nun einfach akzeptieren und würde versuchen, stark zu sein.

Am Tag der OP kam ich pünktlich morgens um sieben in der Klinik an. Ich war sogar etwas zu früh dran und musste mich deswegen noch ins Wartezimmer setzen. Den gestrigen Tag hatte ich damit verbracht, mich mental so gut wie möglich auf heute vorzubereiten. Ich hatte allerdings immer noch Angst vor der OP und der Narkose. Es war schwer, mich nicht komplett meinen düsteren Gedanken hinzugeben, weil niemand da war, der mich ablenken konnte. Plötzlich hörte ich Stimmen aus dem Flur und sah eine junge Frau, die ihre Mutter dabeihatte. »Echt super, dass du mitkommen durftest, Mama«, sagte sie. Hey! Wieso durfte sie ihre Mutter mitbringen, aber ich nicht? Das war doch unfair! Mit einem Mal wurde ich noch nervöser.

»Veronique Kouchev, bitte!«, ertönte endlich eine Stimme. Mit fünfzig Minuten Verspätung wurde mein Name aufgerufen. Ganz schön viel Zeit, um mich in meine Angst hineinzusteigern. Eine Schwester führte mich in ein kleines Zimmer und reichte mir einen OP-Kittel.

»Bekomme ich gleich auch eine Tablette zur Beruhigung?«, fragte ich. Ich kannte dieses Prozedere von meiner letzten OP. Damals hatte ich auch Angst gehabt, und man war super damit umgegangen.

»Welche Tablette?«, fragte die Krankenschwester. »Hier gibt es keine Tabletten.«

Ich schluckte nervös. »Keine Tabletten? Ich habe beim Vorgespräch angemerkt, dass ich Autismus habe und sehr sensibel bin. Ich durfte nicht mal eine Begleitperson mitnehmen. Bitte, ich brauche diese Tablette!«

»Da hätten Sie sich eben das Kleingedruckte durchlesen müssen«, sagte die Schwester emotionslos. »Wir sind hier nicht in einem öffentlichen Krankenhaus, junge Dame!«

Ich spürte, wie *Anders* zum Vorschein kam. Panik kroch in mir hoch. »Aber ich brauche diese Tablette! Das können Sie mir doch nicht antun!« Ich fing an zu weinen.

»Hey, wenn Sie jetzt weinen, werden wir die OP absagen!«, warf mir die Schwester entgegen. Darauf fing ich jedoch nur noch heftiger an zu weinen.

»Was soll das? Bitte sagen Sie nichts ab«, flehte ich. »Ich habe mich doch vorbereitet. Ich muss schnell operiert werden. Bitte! Es ist wichtig, dass ich nicht länger warte. Wieso sagen Sie jetzt so was? Ich habe Autismus. Bitte seien Sie etwas toleranter!« Tränen liefen mir übers Gesicht und durchtränkten meine Maske, aber die Schwester schaute mich nur ausdruckslos an. Plötzlich ging die Tür auf, und noch mehr Schwestern kamen ins Zimmer. Sie trugen teilweise nicht mal Masken. »Was ist hier los?«, wollte eine von ihnen wissen.

»Die junge Dame hier pampt mich an und rastet aus, weil sie keine Tablette bekommt«, erklärte die Schwester, mit der ich geredet hatte. Ich schluchzte.

»So können wir Sie aber nicht operieren«, sagte jetzt auch die andere Schwester.

»Aber Sie haben ja nicht mal versucht, mich zu beruhigen!«, sagte ich. »Ich habe Autismus, bitte hören Sie auf, mich weiter aus der Fassung zu bringen! Wissen Sie denn nicht, was Autismus ist?« Ich weinte immer weiter und bat verzweifelt um Rücksicht. Um Hilfe. Mein Betteln wurde immer lauter. Ich hatte riesige Angst.

Am Ende kam auch noch die Ärztin ins Zimmer, die mich operieren sollte. »Was ist passiert? Wieso wird hier so geschrien?«, fragte sie.

»Diese junge Frau scheint geisteskrank zu sein und bekommt einen Anfall, weil wir ihr keine Tablette geben können«, sagte die Schwester.

»Ich habe doch nur darum gebeten, dass Rücksicht genommen wird«, erklärte ich unter Tränen. »Ich habe Autismus! Das habe ich Ihnen doch schon gesagt ... Wieso hört mir denn keiner zu?« Ich verstummte und weinte leise weiter.

»So können wir Sie nicht operieren«, sagte die Ärztin kopfschüttelnd. »Sie gehen jetzt nach Hause.«

»Was? Bitte! Sie verstehen nicht!«, rief ich. »Ich muss operiert werden! Ich habe eine Krebsvorstufe! Schon seit zwei Monaten warte ich auf diesen Termin! Wenn ich jetzt noch länger warte, bekomme ich vielleicht richtigen Krebs! Bitte seien Sie kein Unmensch! Bitte!« Ich verstand nicht, was ich falsch gemacht hatte. Ich hatte doch von Anfang an alles erklärt. Warum hörte mir denn keiner zu? Ich heulte laut auf.

»Verlassen Sie sofort die Praxis«, sagte die Ärztin kalt.

Ich griff nach meinen Sachen und rannte panisch nach draußen. Ich war so verzweifelt, dass ich der Ärztin im Hinauslaufen noch zurief: »Wenn ich Krebs bekomme, sind Sie schuld!« Ich weiß, dass das kein angemessenes Verhalten war, aber *Anders* hatte mich völlig unter seiner Kontrolle.

Meine Mutter und Janis warteten zum Glück auf dem Parkplatz, weil sie mich nach der OP gleich wieder mit nach Hause nehmen wollten. Als ich komplett panisch zu ihnen rannte und ihnen erzählte, was passiert war, waren beide entsetzt. Als ich mich eine halbe Stunde später etwas beruhigt hatte, gingen wir alle zusammen noch mal hoch in die Praxis, und meine Mutter versuchte zu erklären, was mit mir los war und dass die Schwestern falsch mit mir umgegangen waren. Der Kommentar der Ärztin darauf lautete nur: »Hätte ich vorher gewusst, dass Ihre Tochter so etwas hat, hätten wir der OP nie zugestimmt. Ich weigere mich, Ihre Tochter nach alldem jemals zu operieren!« Ich konnte es kaum fassen. Meine Mutter und Janis waren ebenfalls geschockt. Was sollten denn dann Menschen mit Downsyndrom machen? Oder all diejenigen, die noch größere Probleme hatten als ich und nichts dafür konnten, wenn sie schrien? Würde die Ärztin diesen Menschen auch die Hilfe verweigern, die sie brauchten, um gesund zu werden? Entsetzt fuhren wir nach Hause.

Da ich in einer Privatklinik operiert werden sollte, hatte ich vor der OP eine Gebühr bezahlt. Diese wollte ich nun schnellstmöglich wieder abholen. Als ich mich telefonisch meldete, sagte man mir jedoch, dass ich in der Praxis Hausverbot habe und auch mein Freund nicht berechtigt sei, das Geld abzuholen. Lediglich meine Mutter könne vorbeikommen, um die Sache zu klären. Na gut. Als meine Mutter am Tag darauf allerdings in der Klinik auftauchte, schickte man sie ohne das Geld weg, und es dauerte fast einen Monat, bis die Sache geregelt war. Am Ende bekam ich mein Geld, aber ich fühlte mich schikaniert.

Dieser Vorfall in der Klinik war die größte Diskriminierung, die mir je widerfahren war. Nur weil ich ein *Anders* habe. Dabei hätte das auch vielen anderen Menschen passieren können. Menschen, die unter Panikattacken oder anderen Ausbrüchen leiden. Erst nach dieser Erfahrung wurde mir klar, was richtige Diskriminierung eigentlich ist und was für Folgen sie haben kann. Sie kann im schlimmsten Fall lebensbedrohlich sein. Anscheinend wusste niemand in dieser Praxis, was Autismus überhaupt war und wie man mit Autist*innen umgehen musste. Genau deshalb ist es so wichtig, darüber aufzuklären.

Die OP wurde dann übrigens in einem ganz normalen Krankenhaus bei mir um die Ecke gemacht, wo ich glücklicherweise recht schnell einen Termin bekam. Ich wurde dort herzlichst empfangen, und alles verlief reibungslos. Und auch das HP-Virus ist zum Glück seitdem nicht wieder aufgetaucht.

Mein Leben mit *Anders*

Über die Jahre sammelte ich viele wertvolle Erfahrungen, die mir dabei helfen, besser im Leben zurechtzukommen. Nicht alle dieser Erfahrungen waren schön. Trotzdem am Ball zu bleiben, war die größte Challenge. Vor allem heute merke ich allerdings, dass das Leben auch immer wieder schöne Überraschungen für mich bereithält. Völlig unvorhergesehen kann es passieren, dass eine gute Erfahrung an meine Tür klopft und mir Freude beschert. Dazwischen schleicht sich durchs Fenster zwar auch mal die Angst von draußen herein, oder die Trauer sitzt plötzlich in meinem Wohnzimmer – aber das Gute, das wartet trotzdem immer vor der Tür. Man muss sie nur öffnen und es willkommen heißen. Es liegt an einem selbst, ob man es annimmt oder sich davor verschließt. Das Schlechte findet immer seinen Weg in unser Leben, aber das Gute müssen wir selbst zu uns holen. Das sollten wir nie vergessen.

Ich lebe mittlerweile seit über drei Jahren mit Janis zusammen. Es ist wundervoll! Nicht perfekt, aber auch etwas Unperfektes kann wundervoll sein. Ich habe in diesem Buch bisher mit Absicht nicht so viel über das große und wichtige Thema Beziehungen geschrieben, da ich es nicht halbherzig in diesem umfassenden Bericht über mein Leben einbauen wollte. Außerdem ist es auch sehr privat, was es schwierig macht, die richtigen Worte dafür zu finden – immerhin geht es nicht nur um intime Details aus meinem Leben, sondern auch aus dem Leben anderer Personen. Aus diesem Grund habe ich mich dazu entschieden, das Thema hier nur anzureißen. Zu sagen gibt es dazu natürlich noch viel mehr. Wer weiß? Vielleicht kommt in Zukunft ja noch was dazu!

Diesen Sommer gesellte sich zu Janis' und meiner trauten Zweisamkeit auch noch ein weiteres Familienmitglied – unsere Hündin Yona! Ich wollte schon immer einen Hund, und da die Coronakrise einfach nicht zu Ende geht und eine Reise in mein Traumland damit in weiter Ferne liegt, haben wir uns eben ein Stück Japan zu uns geholt. Yona ist nämlich ein Shiba Inu. Das ist eine japanische Hunderasse, die Janis und ich schon seit einiger Zeit ins Auge gefasst hatten. Jetzt, wo Yona uns schon ein halbes Jahr begleitet, merke ich, wie gut sie Janis und mir tut – aber auch *Anders*. Letztens habe ich zum Beispiel mein Handy in der Bahn verloren. Eigentlich kommt bei mir in so einer unvorhergesehenen Situation sofort Panik auf. Doch diesmal war irgendwas anders. Als ich bemerkte, dass mein Handy weg war, sah ich zu meinem Hund und realisierte plötzlich, dass es Wichtigeres gab, als sich jetzt in Panik hineinzusteigern. Ich nahm Yona in den Arm und war zutiefst glücklich, obwohl die Situation blöd war. Selbst Janis war erstaunt, wie ruhig ich blieb. Nicht einmal geweint habe ich. Tiere scheinen *Anders* zu besänftigen. Sie sind ein super Ruhepol, der dabei helfen kann, die eigene Reizüberflutung zu stoppen.

Von *Anders* spüre ich in meinem Alltag heute nicht mehr so viel wie früher. Es hat sich angepasst. Obwohl ich Asperger habe, bin ich in meinem täglichen Leben relativ spontan. Allerdings mache ich mir fast täglich To-do-Listen, da diese mir dabei helfen, reibungslos durch den Tag zu gleiten. Natürlich kommt es auch heute noch zu dem einen oder anderen Ausbruch. Doch nur noch sehr selten. Die Blockaden beim Reden sind noch da. Aber ich akzeptiere sie und versuche, so viele Worte wie möglich zurückzuschnappen, wenn *Anders* sie mir mal wieder klaut. Menschen, die mich neu kennenlernen, würden auf den ersten Blick wohl nicht erkennen, dass ich Asperger-Autismus habe. Aber ich erzähle trotzdem immer offen von *Anders*. In den meisten Fällen wird das auch positiv aufgenommen.

Verlustangst ist immer noch ein Thema bei mir, selbst in dieser wundervollen Phase meines Lebens, in der ich mich gerade befinde. Manchmal habe ich noch immer den Traum, in dem mich jemand verfolgt und ermorden möchte. Wer weiß, wann mich diese Angst endlich loslassen wird?

Darüber hinaus habe ich zum ersten Mal in meinem Leben das Gefühl, Freundschaften zu führen, die mir guttun. In der Vergangenheit hatte ich viele toxische Menschen um mich, ohne es zu merken. Natürlich waren das nicht alle, aber es waren schon einige. In den letzten Jahren konnte ich noch mal ganz anders erleben, wie wichtig und wohltuend echte Freundschaften sind. Wie gesagt: Das Gute klopft manchmal ganz unvorhergesehen an unsere Tür. So hat zum Beispiel auch Nikoletta irgendwann den Weg zurück in mein Leben gefunden. Wie sagt man so schön? Manche Leute steigen in deinen Zug ein und fahren eine Weile mit dir mit. Manchmal steigen sie früher aus als gehofft. Doch einige bleiben bis zur Endstation sitzen. Andere steigen vielleicht sogar wieder ein, obwohl sie irgendwann zuvor ausgestiegen sind. So spielt das Leben nun mal.

Ich bin jetzt 25 Jahre alt und bin genau dort, wo ich sein will. Zum ersten Mal in meinem Leben fühle ich mich so, als ob ich im richtigen Alter wäre. Doch was ist das schon, das richtige Alter? Viele in meinem Alter, die ein *Anders* haben, sind vermutlich noch auf einem anderen Stand als ich. Viele Erwachsene mit Autismus haben es schwer. Davon höre ich oft. Eines der größten Probleme für sie ist es, sich selbst zu öffnen und den Menschen Vertrauen zu schenken. Auch ich habe viele Situationen erlebt, in denen ich an den Werten Vertrauen und Liebe gezweifelt habe. Auch ich war oft in meiner inneren Hölle mit ihren vielen Facetten gefangen. Sich selbst als Person zu kennen und zu akzeptieren, ohne sich mit anderen zu vergleichen, ist schwer. Doch es ist nicht unmöglich. Ja, das klingt jetzt vielleicht einfach so dahergesagt. Aber glaubt mir, ich weiß: Das Leben ist nicht immer leicht. Natürlich nicht. Das behaupte ich auch gar nicht! Ich möchte lediglich aufzeigen, wie die eigene Sichtweise so vieles im Leben zum Positiven beeinflussen kann. Viele Menschen haben das nicht genug auf dem Schirm – und übrigens nicht nur Menschen mit einem *Anders*.

Was auch immer über Autismus gesagt wird oder welche Klischees die Menschen damit verbinden – man kann als Autist für sich selbst entscheiden, ob man diese Vorurteile an sich ranlässt oder nicht. Man kann akzeptieren, dass man *Anders* ist, oder man kann versuchen, an sich zu arbeiten. Oder anders gesagt: Man kann den eigenen Blickwinkel auf sich selbst und die Welt erweitern. Es ist so wichtig, dass wir lernen, mit uns selbst ins Reine zu kommen. Denn wir sind jetzt nun einmal hier auf dieser Welt und haben die Chance bekommen, sie kennenzulernen und auszukosten. Dabei bleibt einem das Schlechte nicht erspart. Es ist wichtig, sich auch damit auseinanderzusetzen, denn ohne das Schlechte kann auch das Gute nicht existieren. Wir Menschen fühlen uns leider oft gehemmt, uns neuen Herausforderungen zu stellen, weil wir den Optimismus dafür nicht aufbringen können. Ich selbst entdecke in so vielen Menschen auf dieser Welt ein *Anders* – es steckt in uns allen! Es zeigt mal mehr, mal weniger deutlich sein Gesicht. Ich denke, jeder Mensch hat mit irgendwelchen Blockaden zu kämpfen. Die meisten kämpfen gegen sich selbst an. Oder sie bekämpfen sogar die helfende Hand, die sie aus dem Loch ziehen möchte, in dem sie feststecken. Etwas Neues zu wagen, ist nicht leicht. Aber es lohnt sich immer, diesen Schritt zu wagen, denn ohne Schritte zu machen, egal ob groß oder klein, bleibt man für immer da stehen, wo man ist.

Natürlich kann es sein, dass man dabei hin und wieder Fehler macht. Aber wir müssen aufhören, uns selbst als Fehler zu betrachten. Und sowieso – das Wort Fehler kann auch positiv interpretiert werden. Denn jeder macht Fehler. Es liegt in der Kraft jedes Einzelnen, sich mit diesen Fehltritten auseinanderzusetzen und es in Zukunft besser zu machen. Klar, manche Ungerechtigkeiten auf dieser Welt werden wohl nie verschwinden. Doch was immer bleiben wird, bist du selbst.

Wenn ich mit meinem Wissen von heute mein früheres Leben noch mal leben könnte, könnte ich *Anders* in manchen Situationen bestimmt etwas ausbremsen. Ich denke nicht, dass ich es immer erwischen würde, aber ich könnte mich zumindest von Anfang an auf die Situation einstellen. Weil ich heute weiß, was in vielen Situationen zu tun ist, kann ich harmonisch mit *Anders* zusammenleben. Ich kann *Anders* kontrollieren und steuern, zwar nicht immer, aber sehr oft. Dank diesem Lernprozess konnte ich mein Leben gut strukturieren, sodass *Anders* jetzt seinen speziellen Platz hat.

Zum Schluss wünsche ich mir, dass alle Menschen, die dieses Buch hier lesen – egal ob sie nun ein *Anders* haben oder nicht –, etwas Positives für sich selbst aus diesen Seiten ziehen können. Und natürlich, dass sie *Anders* jetzt ein bisschen besser verstehen und toleranter durch die Welt gehen – sich selbst und den Anderen gegenüber.

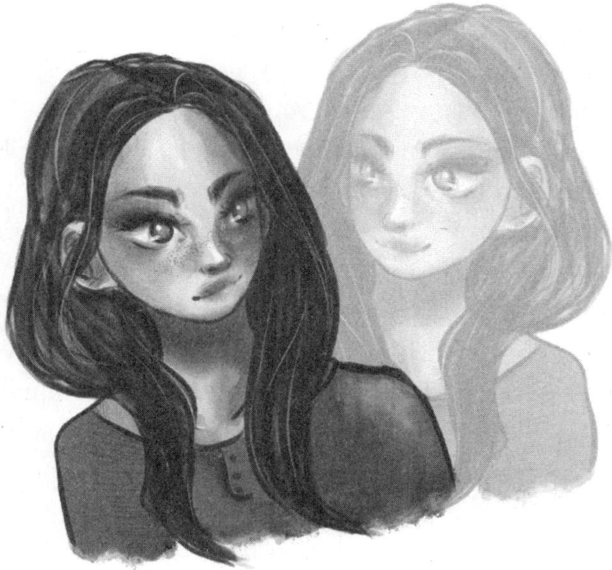

Interview mit der Heilpädagogin Rita Johannleweling

Wie äußert sich Asperger-Autismus und anhand welcher Kriterien kann man ihn diagnostizieren?

In den meisten Fällen stellen Eltern schon früh fest, dass mit ihrem Kind etwas nicht stimmt. Allgemein lässt sich sagen, dass Menschen mit Autismus Probleme in der sozialen Interaktion und der Kommunikation aufweisen. Zudem gibt es häufig eingeschränkte Interessen und stereotyp ablaufende Verhaltensweisen. Viele Menschen mit Autismus weisen auch Besonderheiten in der Wahrnehmung auf.

Falls den Eltern Autismus-spezifische Merkmale an ihrem Kind auffallen, wäre der nächste Schritt, einen Kinderarzt oder das Sozialpädiatrische Zentrum aufzusuchen. Es ist immer der richtige Weg, sich Hilfe zu holen, um herauszufinden, was das Kind hat und wie man ihm helfen kann.

Sind die Symptome bei allen Betroffenen ähnlich oder gibt es eine große Bandbreite?

Die Bandbreite ist auf jeden Fall gewaltig groß. Man spricht auch nicht mehr von Asperger-Autismus oder frühkindlichem Autismus, sondern von einer Autismus -Spektrum-Störung, da bei jedem Menschen mit Autismus die Ausprägung der eben genannten Diagnosekriterien unterschiedlich ist.

In Veroniques Fall ist es beispielsweise so, dass sie sehr gute kommunikative Kompetenzen besitzt.

Warum wird Asperger bei Mädchen bzw. Frauen oft später diagnostiziert als bei Jungen bzw. Männern?

Autismus wurde früher bei Frauen seltener diagnostiziert, da sich die Diagnose in der Vergangenheit stark an Kriterien orientierte, die heteronormativ männlich definiert waren. Heutzutage werden immer mehr Frauen diagnostiziert, da man diese Kriterien angepasst hat. Zudem können sich weibliche Betroffene besser anpassen als männliche. Daher werden Asperger-Autistinnen manchmal sogar erst im frühen Erwachsenenalter diagnostiziert.

Wie sieht die Therapie aus? An welchen Punkten kann man ansetzen?

Im Autismustherapiezentrum lernen wir zu Beginn der Therapie den Menschen mit Autismus und sein Umfeld kennen. Seine Besonderheiten in der Kommunikation und Interaktion, seine Interessen und Vorlieben. Mithilfe der Förderdiagnostik und der engen Vernetzung mit dem Umfeld entwickeln wir eine individuelle Förderplanung.

So steht bei vielen Menschen aus dem Autismusspektrum die Förderung der Kommunikation im Vordergrund. Wir unterstützen die Menschen darin, die Idee von Kommunikation zu verstehen und sich mitzuteilen. Hierzu gibt es bestimmte Methoden und Hilfsmittel wie PECS, Gebärden oder Talker.

Im ATZ üben die Menschen, nonverbale Kommunikation zu entschlüsseln.

Zur Verbesserung der Handlungsplanung visualisieren wir ganz viele Tätigkeiten im Alltag. Wir unterstützen dabei,

Strukturen zu schaffen und Orientierung zu geben. Alles sehr individuell, auf das Umfeld zugeschnitten und immer mit dem Ziel der bestmöglichen Teilhabe des Menschen mit Autismus. Hierzu gehört auch die Psychoedukation, also das Wissen über Autismus und die individuelle Ausprägung.

Neben der Therapie, die sowohl im Einzel- als auch im Gruppensetting stattfinden kann, hat auch die Integrationsarbeit eine große Bedeutung. Somit arbeiten wir mit dem gesamten Umfeld möglichst eng zusammen. Das sind die Eltern und Geschwister, Kitas und Schulen, Ausbildungsplätze und Arbeitgeber, Freunde etc.

Welche Vorurteile gegenüber Betroffenen gibt es? Haben diese überhaupt einen wahren Kern?

Es gibt immer wieder Vorurteile über Menschen mit Autismus. Leider sind Menschen aus dem Spektrum auch oft Opfer von Diskriminierung und Ausgrenzung. Die Vorurteile entstehen durch Unwissenheit und Desinteresse. Daher sind Information, Austausch und Aufklärung so wichtig.

Welche Tipps haben Sie für Angehörige? Wie können sie die Betroffenen besser verstehen und im Alltag unterstützen?

Man kann durchaus sagen, dass ein Kind mit Autismus eine Herausforderung für die Familie darstellt. Wie bereits erwähnt, ist es wichtig, dass Angehörige sich ausgiebig über Autismus informieren. Die Eltern stellen schnell fest, dass herkömmliche Erziehungsmethoden bei einem Kind mit ASS oft nur unzureichend funktionieren. Oft wird die häusliche Umgebung autismusfreundlich gestaltet und angepasst.

Nach meiner Erfahrung ist es wichtig, dass sich die Eltern gut beraten und unterstützt fühlen. Oftmals ist es auch sehr hilfreich, sich mit anderen Eltern auszutauschen. Auch PartnerInnen, Geschwister benötigen gegebenenfalls Beratung, Austausch und Unterstützung.

Was halten Sie von der These, dass Autismus durch Impfungen oder Medikamente ausgelöst werden kann?

Persönlich glaube ich das nicht, und es gibt auch einige Studien, die widerlegen, dass Autismus durch Medikamente oder Impfungen ausgelöst werden kann.

Wie empfanden Sie die Therapie mit Veronique?

Anfangs war Vero noch recht skeptisch, doch es dauerte nicht lange, bis wir eine Vertrauensbasis geschaffen hatten. Sie öffnete sich schnell und war wissbegierig. Sie hatte ein klares Ziel: schnell zu lernen, mit ihrem Autismus umzugehen und andere besser zu verstehen. Ihre stark ausgeprägte Selbstreflexion half ihr dabei, Situationen konstruktiv anzugehen und ihre Defizite auszugleichen. Wir haben viel in ihrem Umfeld, in der Familie, der Schule und im Beruf gearbeitet. Es war sehr praktisch, dass Vero so offen mit ihrem Autismus umgeht. Das hat die Therapie erfolgreich vorangetrieben. Es ist ihr immer wichtig gewesen, offensiv mit *Anders* umzugehen. Mir gefällt es, dass sie heute als Sprachrohr für Betroffene fungiert. Es ist eine ihrer Stärken, dass sie sich und ihr *Anders* so gut erklären kann.

Dank

An dieser Stelle möchte ich mich nochmal von Herzen bei all jenen Menschen bedanken, die mir Mut, Kraft und Liebe auf meinem Weg gegeben und mir dabei geholfen haben, mich selbst zu finden. Insbesondere danke ich meiner Mutter, die nicht aufgegeben hat, mir helfen zu wollen.

»MINA HAT EIN BUCH ÜBER IHR LEBEN MIT ADS GESCHRIEBEN. MUTIG UND WICHTIG!« RTL PUNKT 12

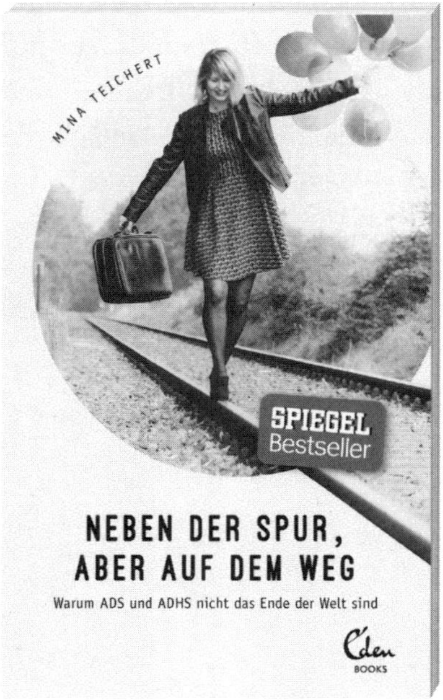

MINA TEICHERT

Neben der Spur, aber auf dem Weg

WARUM ADS UND ADHS NICHT DAS ENDE DER WELT SIND

9,95 € (D) / 10,30 € (A)
ISBN 978-3-95910-175-2

Tollpatschig, verträumt, chaotisch – so wird Mina als Kind von ihrer Umwelt wahrgenommen. Doch je älter sie wird, desto mehr überfordert sie ihr Alltag durch die allgegenwärtige Reizüberflutung. Schließlich bekommt sie die Diagnose, die ihre Zukunft verändert: Mina hat ADS – und mit einem Mal kann ihr geholfen werden. Feinfühlig, authentisch und mit bewundernswertem Witz berichtet Mina Teichert von kleinen Krisen, Missgeschicken und Einschränkungen, mit denen sie leben muss, aber auch von ihrer bunten, verrückten Sicht auf die Welt.

Mina Teichert gibt einen Einblick in die Krankheitsbilder ADS und ADHS, erklärt, warum eine solche Diagnose gerade bei Mädchen häufig sehr spät gestellt wird, welche Therapieformen es gibt und wie man mit ADS im Erwachsenenalter umgehen kann. Ihr Buch beantwortet nicht nur viele Fragen rund um eine der häufigsten Volkskrankheiten unserer Zeit, sondern zeigt vor allem, dass auch mit ADS ein erfülltes Leben möglich ist.

Neuigkeiten und Bücher der Edel Verlagsgruppe gibt es unter **www.betterbooks.shop**

EDEL VERLAGSGRUPPE

Eden BOOKS

Eden Books
Ein Verlag der Edel Verlagsgruppe

www.edenbooks.de
1. Auflage 2022

Einige der Personen im Text sind aus Gründen des Persönlichkeitsschutzes anonymisiert.

Lektorat: Tanja Bertele
Korrektorat: Rotkel. Die Textwerkstatt
Umschlaggestaltung: zero-media.net, München
Illustrationen: © Veronique Kouchev
Layout und Satz: Datagrafix GSP GmbH, Berlin | www.datagrafix.com
Druck und Bindung: GGP Media GmbH, Pößneck
ISBN 978-3-95910-354-1

Printed in Germany

Eden Books unterstützt bei der Produktion dieses Buches das Projekt »Junge Riesen für die nächsten 100 Jahre«. Damit wird ein Anteil der unvermeidbaren CO_2-Emissionen im direkten Umfeld des Produktionsstandortes kompensiert.

FSC
www.fsc.org
MIX
Papier aus verantwortungsvollen Quellen
FSC® C014496